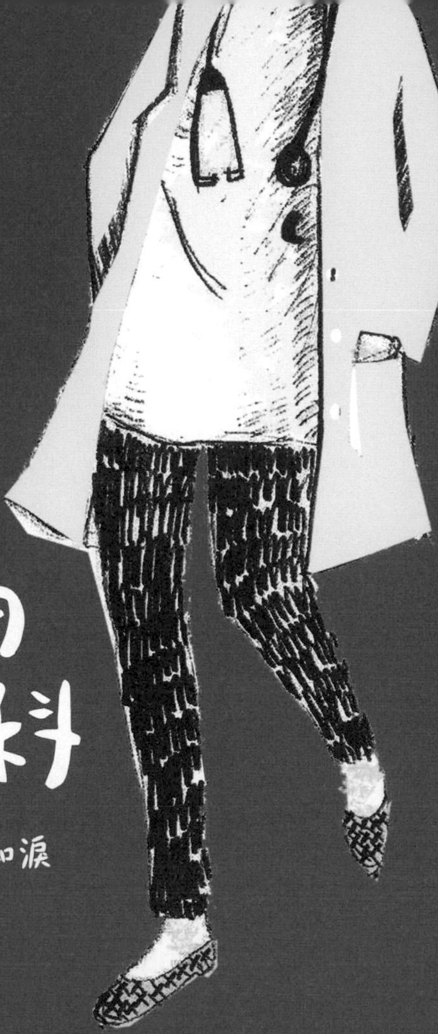

村裡來了個暴走女外科

偏鄉小醫院的血與骨、笑和淚

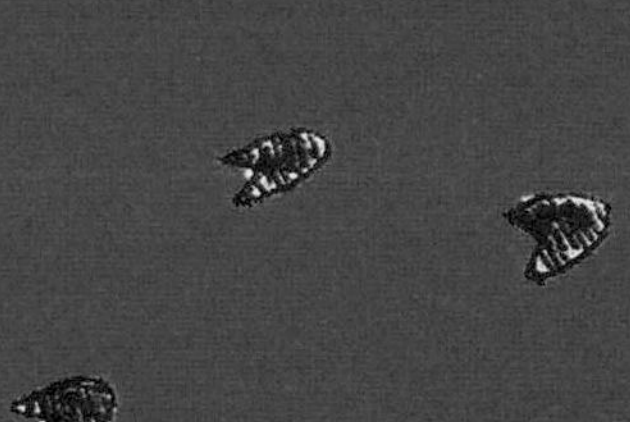

小劉醫師 劉宗瑀 Lisa Liu——著

推薦序（一）

生動的文字，讓我回到從前！

三年沒進開刀房了，我總嚷嚷「超想念內臟的觸感」（！）。大感謝小劉醫師持續創作，讓我邊讀她的文字，就好像回到開刀房更衣室，一邊脫著沾上各種體液和優碘的手術衣，邊喝一個小時前代訂、珍珠已經有點硬掉的奶茶，邊吱吱喳喳的聊天，好療癒，好精采！

——立法委員／婦產科醫師　林靜儀

小劉醫師是位說故事的高手！

我跟小劉醫師有點像，一開始在大醫院，後來轉到鄉下的小醫院，真的可以感受到很多不同的地方呢！在大醫院的時候對鄉下醫院有很多想像，覺得病人會比較少，複雜或罕見的病情比較少，人情味比較濃等等。但也聽說過小醫院其實並不輕鬆，很多在都會區沒見過的情況隨時準備冒出來「考」你！我也遇過被海獅咬，被魟魚打到這類「特殊」病例，真羨慕小劉醫師，能用她的巧筆呈現得那麼活靈活現，讓人一讀再讀，欲罷不能！

而在時而有趣，時而感人，時而又忍不住讓人心酸落淚的劇情之間，小劉醫師又

——急診女醫師其實

巧妙加入一些醫學知識，加上她可愛的漫畫輔助，相信即使是外行人也可以輕鬆的消化吸收這些知識，不再被迷思所困。

而我有幸能提前享受到小劉醫師的妙筆生花，真是幸福啊！（得意什麼）

——我的恩師暨外傷專科醫師　黑傑克

了解急症醫療艱苦，改善崩壞的醫病環境。

臨床醫療特別是外傷、急症迷人之處，在於雖然變化多端、複雜，但若時機正確，給予適確的處置，病人常可以迅速康復出院；嚴重軀幹外傷特別是內出血治療與診斷是同步的，訓練有素的外傷科醫師常可以靠觸診及簡單的輔助檢查，就把病人推入開刀房治療；腹部急症的急性闌尾炎也常可靠病史及觸診診斷。

這些急症癒後與介入治療時機有相當大的關係，但以目前醫療環境看來，不曉得還有多少醫師願意扛這十字架？哪天若在偏遠地區碰上這要命的傷害，若有一位外科醫師幫你剖腹止血，把你從鬼門關拉回來，就會了解這些急症醫療人員的重要性。

帶著宗瑀臨床四年，這類病例不計其數，在她生花妙筆下把複雜血腥的醫療化為充滿娛樂性的文章，希望能讓普羅大眾了解急症醫療的艱苦，進而破冰改善這崩壞的醫病環境。滿腔熱血的年輕醫師在不斷被摧殘、潑冷水、剝削下，常會修改行為模式，其修正為生存之必要，但對病人來說不全然是好事。當藥丸比糖果還便宜，你還期待什麼呢？

希望大家一起來關心、改善這關乎你我安危的瓶頸。醫護人員跟你我一樣是人子女，也為人父母，他們是在幫生病的你，並非奴隸或出氣筒。他們治療病人不求任何回報，只盼基本尊重。將醫療專業留給醫護，讓醫師專心醫療，而非花在預防醫糾，會是最好的結果。

偏鄉醫療的悲與喜躍然紙上！

透過小劉醫師活靈活現的文字描述，偏鄉醫療的有趣與困境躍然紙上，即便自己也身為醫療同業，對當中場景理應相當熟悉，然而拿起此書仍忍不住一口氣讀完。在醫病關係惡化的當代，女醫師願意投身急重症醫療已屬不易，而此等放下身段、走入基層的勇氣與決心，更值得我輩學習。

——外傷急症外科醫師　傅志遠

這次我們仔細的，看醫生。

凌晨三點幫女兒換完尿布後睡不回去，拿起小劉醫師的書稿，一看，天就亮了。因為欲罷不能，不只言語風趣，而且字字真心，敢言人所不敢。

——《藥命》作者　盧建彰

我想到自己平常去看醫生，其實都沒有仔細「看」醫生，沒看到對方的辛勞，看到對方的壓力，看到對方的兩難，看到對方的掙扎。但醫護的課題，難道不是跟我們每個人息息相關嗎？我們努力工作，認真生活，在意家人，但終究你會需要醫護，你的家人會需要醫護，而我們關心過醫護的需要嗎？

關於健保制度，關於醫護的工作環境，關於大醫學中心和小診所的配置，關於醫療糾紛的惡化，還有，他們不只是醫護人員，他們也是人。

讀到幾章，都讓我揪心，也讓我欽佩，更讓我想，到底是怎樣的情操才能支撐這樣的職業？謝謝小劉醫師讓我知道這些事，也希望我未來可以幫上一點忙，至少看著他們眼睛，認真說聲「謝謝」，因為幫他們，其實是在幫我們自己。

讓醫師有共鳴，讓民眾了解醫療現狀的書！

——酷勒客-Clerk的路障生活

溫馨、好看又寫實的一本書，謝謝小劉學姊寫了這本書，獲益良多！淺顯易懂的文字，流暢的劇情，不僅讓同樣身為醫師的我很有共鳴，也能讓一般民眾更加了解醫療現狀。村裡來的可不是普通的女醫師，是可愛、有趣又厲害的小劉醫師呢！

彷彿跟著小劉醫師一起下鄉去！

——急診鋼鐵人Dr.魏

讀小劉醫師生動的筆觸，彷彿跟著她一起下鄉去，來到了另一個世界（咦？）行醫！雖然擁有一樣的醫師魂，卻需要「因地制宜」的施展畢生絕學。她也用流暢且平易近人的文字，自然的把我帶入一篇篇故事中，無形中也將偏鄉醫療的真實面貌和現實問題一一揭露，實在是一本值得推薦給大家的好書！

代序　找回醫者本心

看完最後一個字，掩卷。

從網路發發牢騷以來，寫作，出書，竟然也寫到第三本。

心中滿滿的是感動。

這段時間以來受到無數的照顧跟支持，我無比感謝。

畢竟沒有經歷過，很難想像我的人生會因為這些有了多大多大的改變。

在開始寫第一篇故事時，我時怒時悲，正身陷絕望的過勞地獄當中，因此把所有黑暗能量，都以指尖釋放於文字中。

當時遇到了一位知音編輯，鼓勵我直接以三部曲的方式出書，碰面討論的時間是擠出值班開刀間的空檔，我還得邊擠母奶、邊壓榨出時間寫稿。最後的成果也讓我又驚又喜！很難想像自己能有這樣的力量……沒想到，我竟然辦到了！

但大家很難想像，當「小劉醫師」這個名字慢慢的小有起色時，卻是我最無助、徬徨，最想要放棄外科的時刻。

雖然不捨，卻又無力再堅持……

「放棄『小劉』這個包袱吧！」我常常洩氣的跟先生這樣說。
「好啊！那妳改回大學時代最多人叫的綽號吧！」
先生說完，立刻被我一掌劈暈！
因為我大學時代的綽號叫——阿桑！
都怪當時燙了個阿桑般的鬈鬈頭毛啊！
這故事告訴我們，取一個好筆名有多重要XD

這次講述的是我探索到的全新世界，讓我眼界大開！
本書說的不只是一個醫者的醫療故事，是更深刻的、尋回本心的故事。
很榮幸這次能再一次踏步向前，在醫療無止境的路上，在眾多前輩的指導下，在諸位朋友的厚愛下，繼續堅持下去。
「本心」就是「外科」。
用了三年時間、三本書，回覆緊扣在我心底的那個答案。我會持續努力，以回應心中無限的感謝。

我，是外科醫師。

Contents

目錄

CHAPTER 1

逃離

自從那場慘烈的離職風波後，除了逃避、內疚，更想要的是喘息。跳上車，甩上門，踩下油門，用力揚長而去。前往山的最深處、河流的最上游，心中忐忑卻也充滿希望——前方，會是什麼樣的新生活呢？

1 CHAPTER

逃離

自從那場慘烈的離職風波後，除了逃避、內疚，更想要的是喘息。
跳上車，甩上門，踩下油門，用力揚長而去。
前往山的最深處、河流的最上游，心中忐忑卻也充滿希望——
前方，會是什麼樣的新生活呢？

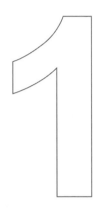

放個假

從今天開始，我每天上班的路線，
都跟旁邊這輛呼嘯而過的運豬車同個方向！
「壯碩白嫩的肥豬仔，早安！」成了每天的早晨招呼。
一起展開全新的每一天吧！

應了席慕容的一句話：「歡樂總是乍現就凋落，走得最急的都是最好的時光。」

風聲在窗縫裡呼呼的吹，心臟在胸口砰砰地跳。

我過了一座高架橋、過了一個地下道，邊緊張得注意著路標，這是第一次我自己驅車到這麼遙遠的外縣市。

耳邊依稀傳來，離職前的大醫院內，資深外科學長董哥問：「真的要走？」

我反問：「學長，你真的不走？」

本文建議搭配音樂
黃玠╳蛋堡〈放個假〉

才說完，兩人相視苦笑。

我接著說：「拜託，我要是再不走，就要拋夫棄子了。」

董哥點點頭，「也是啦……妳能夠這樣也算不錯了，還有點羨慕呢。但我無論如何都得留下來，我想做的事情，只有在這裡才能完成。」

我沮喪地感慨：「外科，真的很吃虧，學這麼多、這麼累，但離開醫學中心之後，還能繼續堅持外科這條路的地方，變得好少……」

是的，我要離職了。

董哥聞言大笑：「那就看妳啥時想開了，我有認識的自費診所，可以介紹妳去養老XD」

——才不要。

(╯︿╰)

自從醫學中心那場「慘烈的離職風波」之後，我義無反顧的一頭鑽進了鄉下小醫院。

除了逃避、內疚、更多的是想要喘息。

從來沒有想過自己會有這一天。

我從大學時代起，就接受著「效率即一切」的訓練，實習時的所見所聞也都是老師、學長們的各種拚命。從一條龍的大學、實習到住院醫師受訓，一直都在同體系的醫院中度過，把高壓當正常，把血汗當笑話。

但從不知道哪一刻起，一切都不同了。

「連續開刀十一小時不休息」的鐵人精神，變成工作超時的壓榨；「三天兩夜沒離開過刀房」的傳奇，在我眼中卻只看到醫師的另一半為了顧孩子，焦頭爛額之際所流下的淚；「當年我們的長官都這樣熬過來了」的說詞，成了新一代醫學新血爭取權益時的最大絆腳石。

而我當年孕吐嚴重仍得咬牙上刀的苦撐，朋友庭庭在孕期值大夜班太過疲累、導致流產的悲痛……這都已經脫離了身而為人該得到的對待。

我無法再坐視不管。

一巴掌又一巴掌，拍醒了視而不見、漠然的心，就這樣，揪著心，送走了我心中頂天立地，能夠教學、能夠領導，能夠承擔團隊中一切的老師們。

並肩作戰的盟友們一一被擊落，亟欲求生的腎上腺素逼著我必須快點決定：fight or flight，戰或逃……

完成在醫學中心的最後一個工作：幫七十多歲的土撥嬤換藥。她乳癌開刀切除後，恢復得很好。閒聊間，她得知我即將離職。

土撥嬤遺憾的說：「我之後就要開始做化療了，本來還想說會遇到醫師妳的……」

我安慰她：「阿姨，妳放心，接手照顧妳的人一定會處理好的。」

最後，我跳上車，甩上門，踩下油門，用力的揚長而去。

前往的方向，朝著山的最深處跟河流的最上游，第一次翻著地圖，心中忐忑卻也充滿希望！

前方會是什麼樣的新生活呢？

車子疾速開上橫跨廣大河面的橋時，跟兩邊的車子相比，我的這輛彷彿老爺車一般，連並行的運豬車都咻地超車越過我！

是的！從此之後，我每天上班的路線，都跟這輛運豬車同方向！

「壯碩白嫩的肥豬仔，早安！」成了我當時每天的早晨招呼。

一起展開全新的每一天吧！

‡　‡

我來到的這間鄉下小醫院，是一間麻雀雖小、五臟俱全的綜合醫院，據說有著完整的開刀房設備。但儘管如此，我還是不太想碰開刀的事了。

第一天到職，經過討論後，我的職務暫訂為急診外傷處理跟門診，總算能夠先放下一切外科刀房相關的事務。

介紹我認識環境的醫助羊大哥，黝黑的膚色配上熱情笑容，超愛講笑話，還會用排灣族語跟同事聊天，一轉頭，又立刻切換成客家話跟病人講話！真是讓我看得一愣一愣的。

不只是多聲道的歡樂環境，這裡的醫護人員也誠心希望每個病人都能捨棄巷口赤腳醫師的草藥敷裹，到真正的醫院接受正式的治療。迥異於醫學中心「隨便你愛來不來、來了就要排隊等檢查三個禮拜」的氣氛XD

第一天先熟悉環境後，離開醫院已是天黑。我接到董哥打來的電話，詢問離職後的交班事項，順便也閒聊起彼此近況。

我略帶歉意地問：「學長，你們最近忙不忙啊？」（對不起啊，我跑掉了害大家更忙……（´;ω;`）

董哥回答：「我還好，倒是石卜內那傢伙，最近又出包了！」

石卜內是跟董哥一樣資深的神經外科醫師。

我十分好奇：「蛤？科內都已經走到快沒人了，還能出包？」

董哥嘆了口氣：「啊就最近北部院區空降一個主管下來，處處跟他犯沖，哎唷……反正就是之前那一籮筐的事情再度上演：耳語啦，聽說人事要調動啦，分派系什麼的……唉！」

掛上電話，覺得剛剛聽到的故事既陌生又熟悉，一次次的變動，似乎任何組織都逃不過這樣的宿命？

但幸運的是，至少這些事情現在離我非常遙遠了。

回程的路上，跟我同行的仍然是早上那輛運豬車，只是早上滿滿的一輛車，現在已經全空，鐵柵欄少了豬仔的肥屁股磨蹭，只有淒涼的吱嘎吱嘎聲，隨著車行搖晃。

每日，每夜，滿車而出，空車而回。豬仔以最後現代主義的方式，暗示明示著象徵解構，我在一旁跟著同行上、下班，進入體制輾壓而過的，每一天的日常。

生命的路線常常迴異於原本的設定，接下來的支線該怎麼進行？又會有什麼怪要打呢？我都已經半被迫的放棄手術刀了，還能被逼到什麼地步？應該不會那麼衰吧……

車繼續開著，一旁的中央山脈用沉默回應我的疑問，窗外的路燈有節奏的擦肩而過，眼前是看不透的黑暗。

路，究竟會往哪走？

虎姑婆大變身

我曾在最忙的大醫院內，對著亂鬧亂吵的病人破口大罵，
當班的八小時中摔病例、扔手套、踢椅子、吼病人，都是常態……
至少這次……溫柔一點的開始吧！

要抵達這鄉下的小醫院，得長途跋涉經過漫漫溪水，倚著高聳山脈前行至少一個半小時的車程，剛好也讓前塵往事都慢慢消失在身後。

這次，我想做個好人。

曾經，我在最忙的大醫院內，可以為了亂鬧亂吵的病人破口大罵，整個當班的八小時中，摔病例、扔手套、踢椅子、吼病人，都是常態（抖……）。

至少這次……溫柔一點的開始吧XD

想起在以前的醫學中心，無論是在急診室或開刀房內，我總是又兇又吼的，實在

本文建議搭配音樂
《蝙蝠俠對超人：正義曙光》原聲帶〈神力女超人主題曲〉
《Batman v Superman: Dawn of Justice》
〈Wonder Woman Theme-Is She With You?〉

是太不符合我的氣質路線了（撥髮）。

既然這次全部砍掉重練，那麼，或許，我可以做個溫柔的好人（握拳）

‡　‡

我分配到的這間小小醫院，麻雀雖小，五臟俱全，各個科別都有，連開刀房跟加護病房都有配置。

雖說「配置」，卻有人力不足的問題，嚴重到有些部門只有一、兩個人勉強撐著。

但我不想碰外科。

暫時不想。

所以先從門診跟急診外科開始。

急診部門的人對新報到的醫師都好客氣！

我當然也是如自己所預期，溫柔又婉約，新來的病人都會面帶微笑問診（雖然戴口罩看不到），遇到小朋友病人，還會拿外科手套吹鼓氣，綁出一枚兔子氣球送給他呢！這段期間我可是多才多藝，綁氣球功力大增，還會綁米老鼠跟鴿子！

畢竟，當外科醫師卻不想碰外科，還是要有個第二專長比較好QQ

但沒想到，那天，我又破功了……

事情是這樣的。

在急診時，我診斷到一位闌尾炎的病人「阿當」，痛了兩天，理應要開刀了。已經聯絡好會診班表上的輪班外科醫師，允諾會再評估病人情形後，選擇手術方式。

所謂的選擇手術方式，也就是闌尾炎的兩大手術方法：

1. 腹腔鏡闌尾切除術（Laparoscopic appendectomy）

2. 傳統剖腹闌尾切除（Opne appendectomy）

腹腔鏡就是所謂的內視鏡，在術後疼痛較輕，傷口美觀較優，但是需要全身麻醉插管以及較長的手術時間；而傳統剖腹闌尾切除之所以一直沒有被腹腔鏡完全取代，就是因為它的麻醉方式比較簡單，可以半身麻醉，以及手術時間較短等優點，針對身體狀況較差、不能承擔太複雜麻醉的病人，或是評估闌尾炎已經拖太久、腫脹到化膿的狀況，有時候醫師就會放棄腹腔鏡，改用傳統切除法。

畢竟能多一項武器、多一項選擇，對醫師來說就是多一個保障。

不過，究竟要選擇哪種手術？都需由主刀醫師評估、討論後才能確定。

通常，能夠先選擇腹腔鏡就用腹腔鏡，但如果腹腔鏡開不下來，就要轉為剖腹開法，有個專有名詞「shift to open」，這個指數是要算出比例的，shift to open rate 過高時，就要檢討醫師的技術，或病人是否情況太嚴重，甚至延誤送醫等，也有許多論文探討這項議題。

寫到這裡相信大家也能理解，要選擇哪種手術方式，就是這麼複雜的事情。

聯絡好阿當的事項，就繼續忙其他工作的我，在急診室一邊幫忙處理開單的事務，一邊跟護理師們閒磕牙，護理師還親切地對我說：「劉醫師，妳講話好溫柔唷～」

我還裝模作樣，手遮著嘴：「喔齁齁齁——沒有啦～～」
正當我誇張的笑著，突然聽到在急診室一角的阿當家屬們討論聲音變大，我覺得奇怪的歪頭一看，眾人似乎正在爭吵著什麼？
只見一群人唰地一起衝住護理站，把我團團包圍，一個剛才沒見過面、西裝筆挺的年輕人開口了：「醫師，我們是阿當的家屬，我們不能接受妳剛剛的解釋，我們要求不要手術。」
我傻眼的想，明明才剛說同意手術的啊……
但仍捺著性子，把做手術與不做手術的差異再解釋了一次。
眾人一陣交頭接耳之後，又是西裝男開口：「既然這樣的話，妳把剛才的電腦斷層再講一次。」
我又是一愣，才剛講完，又要解釋？
我環顧這群人，問：「你們都是家屬嗎？」
西裝男搶答：「對啦、對啦！妳講就是了。」
我只好先壓著心中止不住的疑惑，對著人群中剛剛先確認過是病人母親的阿姨，緩緩再講一次。
每講一個段落，西裝男就拚命點頭稱是：「你們看，跟我剛講的一樣！」
當我講到手術方式時：「……所以建議要手術，手術方式有腹腔鏡跟闌尾切除……」

這時西裝男打斷我的話，大聲說：「沒錯、沒錯，就是要腹腔鏡啦！」然後轉身對著周圍的人說：「腹腔鏡才是正確的手術方法啦！沒有什麼開不下來的事情啦！」

這時，我終於開始感覺不對勁了。

我沉著臉，沒有開口，瞪視著這個舉止奇怪的西裝男，他高談闊論的模樣，以及跟家屬用像業務在宣傳的說話口氣，這算哪門子家屬？更何況病人要用什麼手術方式，也不是他一張嘴說了算的！

西裝男回過頭，拿出手機就要拍我正在使用的電腦螢幕，我立刻出聲制止：「等一下，先生！你在做什麼？」

西裝男嘻皮笑臉：「存證……啊，不是，存個紀錄啦！」

我忍無可忍，終於大吼出聲：「病例是病人的隱私，如果你是家屬，請你依照流程提出申請，我們甚至可以燒光碟給你！可是我要問你，你到底是病人的什麼人？」

一旁阿當的媽媽幫忙打圓場：「醫生，那個……他是……他是我們的朋友啦……」邊說還邊使眼色，我可完全看在眼裡。

我深呼吸一口氣，轉頭對阿姨大聲說：「阿姨，妳剛剛第一時間來的時候，我都完整解釋給妳聽過了，如果是妳提出問題，我會再解釋給妳聽。可是現在，只有外科醫師才能確定的手術方式，怎麼會是這樣隨便的一個人決定就算數？所以，我再問妳一次：這位先生到底是妳的什麼人？」

家屬都顯得有點手足無措，遠遠站著的護理師們看到我聲音和姿態都越來越火爆，也都不知道如何是好。

阿姨訕訕地嘟噥了一下，就低著頭不講話了。

這時西裝男也不甘示弱：「就說了我是家屬啊！妳這醫生很奇怪……」

我一拍桌子跳起來，衝到遠方躺床上的病人旁，手指著西裝男問：「阿當先生，那邊那個西裝男你認識嗎？」

阿當一臉茫然的搖頭。

這下所有人連同西裝男的臉都黑掉了！

我走回電腦前，提高音量對西裝男說：「先生，你是什麼人？一下說是家屬、一下說是朋友，串供也串好一點，病人根本不認識你！急診不是任你騷擾病人的地方，你要不就出示證明，確認你是家屬，要不就馬上離開！」

西裝男愣在當場，沒想到我一介女流也會耍狠！

廢話！因為急診派駐的保全先生已經聽到吵雜聲在一旁待命，我才敢這樣大聲啊！畢竟當年曾在急診被黑道追打過，這些重點非常注意。XD

聽到我大聲的質疑，急診裡的所有人都轉頭看了過來。西裝男摸摸鼻子，還想再對阿當的媽媽說些什麼：「阿姨……那個……」

我立刻打斷他，再提高八度音：「先生——！」

他才終於放棄，悻悻然的離去。

這時候，嚇得躲在一旁的護理師們總算探出頭來，剛好到急診會診的外科醫師也

出現了，看到母獅狩獵發狠完的暴風雨後寧靜，完全不知道剛才發生了什麼事XD

事後仔細詢問了家屬，才知道西裝男原來是個完全不認識的保險業務，在急診室閒晃、伺機拉客戶，藉此展示自己對醫療專業有多熟悉，一下子指使家屬拒絕手術，一下又要指定手術方式……

被轟走只是剛好而已。

我自己就認識許多專業的好業務，不用也不需要這樣的方式干擾醫療現場作業。

回過神，看到護理師們保持距離我五公尺的安全範圍，突然想到——

啊！才說我要改走溫柔路線的呢！

這才拉起真實的序幕

偏鄉小醫院的小小急診外科醫師，彷彿日劇的鄉間醫師影集，
背景是芭蕉樹葉，南洋音樂悠揚響起～還有什麼值得暴走？
但真正的序幕，總在意料之外拉起……

本文建議搭配音樂
Crywolf〈Wake〉

看山，看有點遠方的海，這邊就像度假聖地一般，讓人平靜。

也讓忙慣了的我突然靜不下來。

內心隱隱的慌著。

明明已經離開之前那樣高壓的工作環境，卻還是常常以為手機響起了鈴聲，三不五時就幻聽發作、反覆檢查；早上十點可以坐在椅子上看著周圍同事閒聊、翻閱下午三點要團購的點心，都還會覺得這樣的生活真是不可思議。

心中不停想著：「如果這時候還在血汗醫院，應該正是忙到噴汗，沒時間上廁所，

午餐來不及訂，更別說什麼下午茶了……」

然後自己又訕訕地暗笑：「明明已經離開了，還在那邊被迫害妄想症。」

幾次之後，開始驚訝於自己的「適應性」，也慢慢體會著周圍悠哉的氛圍，偏鄉小醫院的小小急診外科醫師，還會有什麼急迫的、壓力的暴走的呢？彷彿日劇的鄉間醫師影集，背景襯著滿滿香蕉樹葉，打上白色大字幕，南洋音樂悠揚響起～

超適合戴起大草帽，打個懶洋洋的哈欠啊～

沒想到，此時真正的序幕，才開始拉起……

‡　‡

除了處理急診跟門診，慢慢有一些病房的會診也會找我幫忙，這時我才開始認真把眼光放在周遭，審視起迥異於大都市醫學中心內的偏鄉醫療生態。

護理師咩咩說：「小劉醫師，這一床就是要妳會診的，麻煩妳看一下。」

聽到咩咩的通知，我第一次來到醫院的這一層病房，驚訝地環顧四周，發現一個個獨立隔間的病房，每間搭配著一臺小小舊型電視，裡面全部住滿老年的病人。雖然住得滿滿，整層樓卻寂靜無聲，因為所有電視都轉得非常小聲、甚至是無聲。

偶爾一、兩間裡面有外籍看護陪著，但也只是沉默無語的滑自己的手機。

這時咩咩出聲說話，才讓我回神：「這邊的老病人很多都是在安養院跟醫院之間來來回回，妳第一次看到齁？」

我「嗯嗯」點著頭，收回驚訝的下巴，想起曾經在醫學中心內看過的「菜園」，中風、開刀、昏迷，各式各樣的病人，儘管也是安安靜靜的一顆顆「大白菜」，但至少還有很多儀器的聲音、護理人員的叫嚷、家屬的走動……

這邊則是完全的死寂。

咩咩指著一張病床上身體乾癟的老病人，全身僵硬，眼神渙散。

「鄉下的人口外移很嚴重，許多老人家都被這樣擺著，我們也只能盡力做，看有什麼病就盡量處理好，等回到安養院養出下一個問題了再來……」說著，咩咩神色自若地拍拍老人肩膀：「阿公～我們醫生來看看你唷！」

說完一掀床單，我傻了！

阿公的左腳從前三個腳趾開始已經變黑、變乾，延伸到半個腳掌都嚴重的缺血性壞死發紺，指甲因為缺乏血流已經無法固著在腳尖，一碰就鬆動欲墜；又薄又乾的皮膚就像風乾的牛皮紙，幾乎可以看到裡頭白骨森森；曾經該有肌肉跟脂肪填充的豐腴皮下組織都消失殆盡，嚴重下陷。

簡單講，變得跟木乃伊一樣！

我戴上手套開始檢查，整隻腳已經硬化到無法扳動，當然更別說阿公能有什麼自主動作了。

這種木乃伊腳，必須要截肢，已經藥石罔效，更別奢望什麼通血管的方法救回來了，不截肢的話就會變成感染源，甚至拖垮病人的整個身體。不只如此，這類壞死的組織跟身體正常部位相接的地方，還會有強烈的疼痛感。

通常這類病人大多都有長期的內科疾病，包括心臟病、血糖或血壓控制不良。

我心酸酸的看一眼阿公，跟咩咩說：「他這個要趕快截肢捏……」

咩咩說：「是齁？妳也覺得齁？好，那我們跟家屬聯絡上之後，再跟他講一次。」說完，就把棉被蓋了回去，彷彿剛剛只是掀起棉被看了一眼床單是啥花色，轉身就要引領我離開。

我詫異的問：「咦？……不是，所以妳今天不是會診我要跟家屬討論嗎？這個還要問問骨科或是整形外科，而且阿公……」

咩咩轉身正對我說：「小劉醫師，阿公的腳已經這樣很久了，他基本上沒有惡化到變成全身性敗血症已經是萬幸，我們也多次電話聯絡過家屬，但是他唯一的兒子一直在外縣市上班沒辦法過來，就算要開刀，也需要他簽名。再說，我們已經講過很多次，如果不截肢會導致什麼樣的嚴重後果，他兒子都說知道，但叫我們不要再有任何積極處理……」

我啞口無言。

咩咩繼續往前走，邊說：「阿公這次住院，妳已經是第三個會診來看他腳的醫師，我們會再電話聯絡他兒子，或許下次有放長假，家屬就會回來看看了吧。」

我默默跟在她後面，心中想到在大都市裡的自己有多無知跟無力。如果是在以前的急診遇到這種案例，家屬無不氣急敗壞的要求馬上處理，負責開刀的主治醫師也會跟內科醫師確認截肢後血糖或血壓方面的控制，有時候意見不合，吵到互罵、拍桌都有。

但從沒有像這樣：擺著，不動，轉身走掉。

原來，我之前是過著多麼「醫療天龍❶」的生活?!

原來，我以為我之前的經歷已經夠血汗了，竟然是帶著這種睥睨視角的優越。

原來，人的命真有貴賤之分，城鄉的差距，居然如此大不相同……

而這，才是真正的真實。

滿懷著歉意跟一絲罪惡感，我離開前偷瞄了一眼，阿公維持著完全沒有變過的姿勢，直瞪著天花板。

我終究還是問了我最在意的那個問題：「阿公……他會痛嗎？」

「早就沒任何反應了。」咩咩答。

「……那至少，不會痛，就好。」

當人已經走到窮途，最後成為一塊肉……

至少，不會痛，就好。

❶「天龍人」一詞出自漫畫《航海王》，描述一群住在高水準生活圈的人種，常用優勢的高姿態逼迫其他被認為是低賤的人種。

「拱豬」遊戲

村裡的豬農被豬拱到受傷屢見不鮮，
被拜拜那種超肥超肥、體重上千斤的大豬公頂到，
或被正在挪動身體的豬公擠到牆角，壓得該該叫！
半死或殘的都有啊！

這間鄉下小醫院位處於小鎮的郊外，途經知名的南方海岸樂園。醫院再過去更遠一點，是一片綠油油的大草原，再更更遠一點……有一大塊黃澄澄的區域，據說是當地有名的洋蔥田。每天只知道上、下班都得開好一段的路，急急忙忙進出醫院、上班上班、下班下班，這樣「城市俗」的我，實在太不了解這塊土地了。

一開始我上班的時間都是白天，直到有天處理一個病患比較晚離開，踏出醫院才發現，天完全黑了！我整個人驚呆！不是因為天黑而驚呆，而是因為這時候整個醫院

本文建議搭配音樂
Sonya Belousova〈超級瑪利歐兄弟組曲〉
（Super Mario Bros Medley ）

戶外飄散著前所未有！濃厚撲鼻的「屎」味！

因為我們醫院所在的小鎮，是滿滿養豬戶的畜牧重鎮！

而且因為日夜溫差，風向改變，白天還沒感覺，晚上時分的豬騷味，真的有夠嚇人！

醫院門口的警衛一臉看好戲的興味，看我瞬間露出怪表情，又急忙憋氣翻包包、找口罩戴上，大概正心想：「這傢伙沒看過豬走路，好歹要聞過豬味吧！」

說也奇怪，當我意識到旁邊有很多四腳的朋友後，我的病人群當中出現「豬」這個名詞的頻率也變高了！加上我上下班都會跟著同方向一車車豬仔們同進退，瞬間，我的生活突然加進好多全新生物元素！

‡　‡

阿梅婆一邊瘋狂哀號，一邊被人抬進急診，我直覺以為她被車撞了！急忙衝上去要看哪裡有外傷？

這時阿梅婆發話了：「不是車啦，是豬啦！」

我當場愣住：「豬？」

心中浮現電影《我很乖，我有話要說》裡面粉紅嫩嫩的小白豬，要不然就是運豬車上那些中等體型的肉豬，心想：要騙住院也不能用這種藉口吧！

但是阿梅婆真的叫得很淒厲，整個下半身痛到無法動彈，邊直喊：「豬壓到我的背啦！哎喲、哎喲！」
雖然我滿腹狐疑，還是做了影像檢查，初步看起來沒有骨折問題，不過因為阿梅婆痛到滿臉都是淚，我還是幫她打了針止痛劑，讓她留急診觀察了。
藥效發作後幾小時候，獲得緩解的阿梅婆躺在病床上，笑笑的招手要我過去。
閒聊時我忍不住問：「阿婆，妳說妳給豬撞到還壓到背，到底怎麼被撞的啊？豬不就那樣一小隻嗎？怎麼會痛成這樣？」
阿梅婆撇撇嘴說：「啊我那是豬公捏！」
豬公？難道還有豬母？所以豬公是指公的豬囉？
「啊公的豬跟母的豬，不都一樣大小？」我雙手比劃了一下，印象中看到肉豬約莫一個車輪胎的大小啊。結果阿婆跟旁邊的人相視後，又拍掌又大笑：「齁唷！妳竟然不知道唷！」
原來，豬公是拜拜看到的那種超肥超肥超肥的豬！體重上千斤！阿梅婆在豬圈餵食的時候，不小心被豬公拱了一下跌倒，豬圈空間又小，阿梅婆還沒來得及爬起來，就被正在挪動身體的豬公擠到牆角，壓得該該叫！
我聽了嚇一跳，居然是這麼驚險的場面啊！
阿梅婆則開始細數過往村內飼養的豬農被豬拱到受傷的大小案例，半死或傷殘的都有，實在令人訝異！看來我這個城市俗真的很～～～俗啊！居然問出那麼沒程度的問題！

幸好阿梅婆休息了一下後，就可以起身活動了，開心跟我道別。而我這個城市俗，則趕緊回家跟先生分享這個奇妙的新發現。

‡ ‡

茶嬸的故事也很有趣，她因為長了一個粉瘤，感染後變成膿瘍，來看過幾次門診，每次離開診間時，都要行九十度鞠躬大禮。

每次我都有點驚慌失措，直說：「不用這樣，不用！」

但茶嬸都還是禮數十足。倒數第二次回診時，我看傷口已經癒合得不錯，就告訴她：「茶嬸，下次再看最後一次，就可以『畢業』囉！」

沒想到，這次茶嬸沒有急著大鞠躬離開，反而開始跟我閒聊，問我怎麼到這間醫院上班的？平常都做些什麼活動？會不會種花種草啊？

當時剛好是我的手作魂燒到園藝領域的時刻，所以她一說起園藝，我整個人都燃燒了！開始跟她分享我當時得意的小花園裡最新品種的植物，兩人相談甚歡後才道別。

沒想到——

茶嬸居然在最後一次回診時，抱了一棵及腰的小樹來！原來她家裡有一間好大的園藝種苗場！

我跟跟診護士都看傻了！

那棵樹的品種叫作「芙蓉」，圓滾滾的樹型，羽狀葉單面白色絨毛，生長極緩，要養到及腰高度得花不少時間，記得我曾在園藝店裡看過，一盆要不少錢呢！
我連忙表示不方便收下，但茶孀搬得氣喘吁吁，也不好意思再要她搬回去……當天，我只好咬著牙搬回這棵樹，當我從汽車搬下來時，先生也看傻了眼。XD
哎呀～這些可愛的鄉村人事物啊！

‡　‡

收到一棵樹後，過了好幾天，還在跟同事津津樂道這個故事，阿梅婆又來醫院了——這次居然是直接被豬咬到小腿傷口惡化成蜂窩性組織炎，得住院打抗生素！
但是阿梅婆是個非・常・不・乖的住院病患，
常常跑得不見人影！
查房看不到人、連護理師也說很少遇到她，只有打抗生素針劑的時間才會出現，然後又消失個無影無蹤。XD
直到我下最後通牒，好不容易才在病房裡逮到她。
幹嘛去了咧？
「我要回去養小豬啦！」
我瞬間笑出來：「所以這次是小豬唷？」
阿梅婆回答：「對啊！要趕在季節之前，很多事情要做捏！要打針啦，一隻隻抱起來打捏！」

這次換阿梅婆比劃豬的大小了，約莫一個橄欖球的體積，我邊笑邊跟護理師交代，反正她的腳發炎也好得差不多，可以準備出院了。阿梅婆在一旁點著頭，突然說：「嘿啦，多虧醫生常常照顧，好幾次都麻煩妳了，要不然，我下次帶一隻小豬送妳好不好？」

「不要、不要！千萬不要麻煩啊！養大了怎麼辦？」

阿梅婆慢條斯理的回：「啊就給牠餵少一點啊！養大，養大載來！我幫妳宰！」

暈……

好不容易全身而退，當天回家，我告訴先生自己今天拒絕了一個「大禮」。先生說：「種樹的送妳樹，養豬的送妳豬，還好沒遇到養牛的，不然我們家裡就真的養了一頭牛啦。」

我苦笑。

後來，還遇到更誇張的「動物奇緣」，想知道是什麼？請繼續看下去……

顯示為海洋生物攻擊

原鄉的小診間，會遇到被豬撞、被馬踩，甚至遇到鱷魚王要送你一隻小鱷魚?!

生猛海、陸、空全面包圍，活跳跳、熱鬧鬧。

可是這一切，統統都比不上「那次」兇殘……

來到原鄉的小診間，你會遇到被豬撞傷到癱床不起的豬農阿嬤、搬了一棵及胸高小樹來的園藝農夫、腳被馬蹄踩到腳指甲斷裂的獸醫，甚至曾遇過鱷魚王發下豪語，要送你一隻小鱷魚——鱷魚?!

那位「鱷魚王」病患可是真人不露相，我在問診閒聊之間，聽他說起自己家的「鱷魚皮」要出貨，才知道他是赫赫有名的鱷魚王！看完診，鱷魚王還說要送我一隻小鱷魚。

「養肥了就可以做皮包。」鱷魚王認真的說道。XD

生猛海、陸、空全面包圍，活跳跳、熱鬧鬧。

本文建議搭配音樂

鄭智仁〈生命之歌〉

可是，統統都比不上「那次」，我遇過最兇殘的一次紀錄。

‡ ‡

年輕大男孩阿旋帶著一隻狂滴著鮮血的手，血水就這樣一路從醫院外頭滴、滴、滴進急診裡，害得後頭被call出來清潔地板的阿嫂不斷碎碎念。

場面如此驚人，阿旋卻一臉輕鬆，還跟同行的年輕人談笑風生。

我一臉訝異的問：「怎麼了？怎麼會傷成這樣？」

邊把阿旋的袖子剪開一探究竟，一瞧那傷口，居然是一整排巨大的齒痕，咬得深及見骨！「這是什麼東西咬的?!媽呀，這牙齒也太大了吧？」

每個牙齒在皮膚上鑿出的洞，足足都有一個拇指那麼大！

阿旋笑了笑，滿不在意的回答：「虎鯨。」

我愣住，腦袋一時轉不過來——老虎？老虎變成精？虎精？

狐狸精我聽過，可是什麼叫「虎精」？

旁邊換藥的男護理師小銘倒是老神在在。

阿旋彷彿對這種一頭霧水的模樣習以為常，慢條斯理地解釋：「就是殺人鯨。」

喔。

我結巴著：「我知道了……就是《威鯨闖天關》❷裡面的那種大鯨魚，可是……為什麼會遇到這什麼虎……」

阿旋笑笑的接：「虎鯨。」
我連忙點頭：「對、對。」
阿旋回答：「因為，我在海生館上班啊！」
原．來．如．此。
我的「受傷原因生物圖鑑」，又多開發一個新物種啦！XD
阿旋：「啊就我在餵飼料的時候，我餵的那隻吃得太急了，一張大口，把我的整個上手臂都咬進去，還好我閃得快！不然差點連我整個上半身、甚至是頭都會被咬掉！」
一旁的同事還在幫腔：「咬掉的話，至少還可以當一頓飼料餵！」
邊聽他們說笑，我內心滿滿的驚奇，也好生羡慕。哇！想當年在大學時代，我最喜歡生態的事物了，還跟同學跑去山上賞野鳥、賞蛙，搭小巴士時，還撞見霧中一閃而過的林中王者「臺灣帝雉」，所有人幾乎崩潰的跪地謝神，感動萬分，一切的一切，都還歷歷在目呢！
我興奮的問：「哇，在海生館上班耶！超棒的！那你有照顧過哪些動物？」
阿旋扳著手指開始細數：「企鵝、魟魚、白鯨……」一邊唱名，一邊還生動的開始講起這些動物的趣事，聽得我超級嚮往。
同時我手裡的動作也沒停著，一整排深到見骨的齒痕造成穿刺咬痕，局部麻醉之後，我徹底做了檢查，發現其實只咬到肌肉的白色筋膜層，並不是一開始以為的骨骼層。
清楚檢視傷口，可是最最重要的基本功。

檢查完後，我告訴阿旋：「你這傷口還好，沒有想像中深，也沒傷到肌肉、神經，但因為是咬傷，不建議縫合，要讓牙齒上帶有的髒東西跟細菌從傷口處隨著換藥清理乾淨，所以需要比較長的時間慢慢換藥喔。」

「蛤～～難道我要這樣一直包著手上的傷口喔？那我就不能進去大洋池裡了……這樣我大概連池邊清潔跟輔助的工作都不能做，看來要換到別區了。」

「為什麼？」我好奇的問。

只見阿旋淡淡回答：「大洋池裡有鯊魚啊！鯊魚聞到傷口的肉味跟血味會瘋掉的！」

XDDD

原來如此！害我偷偷期待起萬一哪天他被鯊魚咬傷，就又可以增加我的圖鑑新物種了（好壞心……）

送走阿旋，我開始寫病例的診斷碼，但翻來覆去只有「動物咬傷／挫傷」這一類，沒別的可以選。

❷ 電影《威鯨闖天關》（Free Willy）。

整外的學長在一旁發牢騷，健保點數根本沒多少，筋膜切開術耗時耗力又難照顧，吃力不討好。甚至還去查了「虎鯨」的英文怎麼寫（原來叫 Killer Whale，學名 *Orcinus orca*），還認真在診斷碼旁邊附上中文翻譯：

虎鯨就是殺人鯨

害我噗哧笑了出來。

學長嘟囔著：「不寫清楚，怕抽審委員看不清楚，又要核刪扣錢啊！」

沒想到事隔幾年之後，醫界診斷碼全面使用ＩＣＤ-10，搞到天怒人怨不說，手指受傷還要每一根手指都區分！

甚至還看到大家在怒傳各種奇奇怪怪的「太空船撞擊」、「海獅撞擊」項目，我一看到，馬上噴茶大笑！

「與海洋動物撞擊」。

下次如果再遇到，絕對不會搞錯啦！XD（σ´▽`）σ

什麼是ICD-10？

簡單說，ICD-10就是一種非常詳細分辨的診斷碼，比方說，舊版ICD-9的「手指挫傷」，到了ICD-10就變成區分「右手第幾指挫傷」。之所以要詳細區分，最主要是因應DRG（住院診斷關聯群支付制度）。DRG簡單講就是「同病同酬」，只要下了同樣診斷碼，健保就給醫院同樣的錢，不管是否超支，鼓勵醫護團隊用最有效率的方法治療病人出院，其實是變相懲罰嚴重、複雜、超長期住院的案例。最後造成這類病人成為人球。

‡ ‡

數週之後，海生館的阿旋又來了。他手上的傷口已經經過幾次換藥，差不多快痊癒了。他也早已調離大洋區的工作範圍，改到別的部門去，甚至連下水都不用。

但是他這次來不是因為手上原本的傷口，居然還被同事抬著進來，整個人看起來虛弱無比，我非常詫異的趨前一問，同事們就七嘴八舌的解釋。

「好像是又有哪邊有傷口了！可是他都不跟我們講，只會一直吵說都是屁股害的！」

阿旋虛弱的說：「屁股們超討厭的，害我變這樣！都是屁股害的！死屁股！回去處罰！」

我聽得一頭霧水，把阿旋安頓在躺床上後，請護理師來測量血壓，血壓竟然低到只有七十！

阿旋還在囈語：「屁股……屁……股……」

看起來像是休克前兆！

我察覺有異，連忙把整個急診室人員都喚來！

一時之間幫忙撕衣服的、拍手臂找血管打針的，瞬間大家都忙碌起來，我則是急急檢查著阿旋全身上下——手臂的傷口，沒事啊，快癒合了！

胸口背後也沒有受傷啊啊！

用力褪下長褲至大腿一半——對了，剛剛不是一直在說什麼屁股屁股的嗎？我把阿旋翻個身，要仔細看看屁股到底怎麼了。

用力掰開兩邊屁股肉——

檢查屁股當然要看屁洞啊！這是基本常識好嗎？

實不相瞞，我當年根本就是個腐到不行的腐女啊！屁洞是最有可能被XX跟WW還有OO的了！

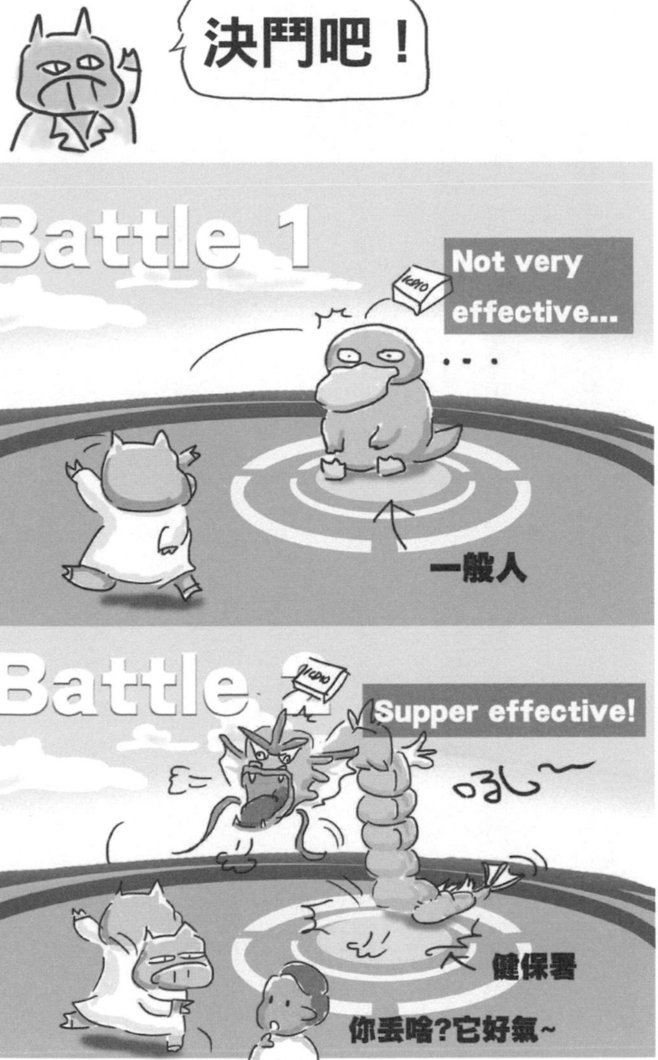
決鬥吧！
Battle 1
Not very effective...
ICD10
...
一般人
Battle
ICD10
Supper effective!
吼~
健保署
你丟啥?它好氣~
ICD-10啊
ICD-10

ICD-10是門診診斷碼，複雜、難用，不切實際。健保署強硬推行，結果無法帶入現行對應治療，卻要求各醫院自行提出改善方案，且強行施壓、拒絕公評！

真是的，我一個黃花大閨女，居然這樣餓虎撲羊般，直扯著男病人的褲子吼著要看屁股……

我明明是淑女乙隻啊……

（゜゜Д゜゜）

（事後回想，還好我已經嫁人了QQ）

結果屁洞就這樣正對著大夥，眾人多眼對上那一眼，只見屁眼尷尬地揪了一下，整個清清白白乾乾淨淨！

嘖！

我把阿旋褲子推到小腿上，硬把癱軟的雙腳擺成了青蛙般的O型腿，旁邊的同事一臉猶豫，似乎想阻止我……

我大聲吼道：「別鬧了！這很重要！他的生命正在流逝啊，我必須仔細檢查他的整個屁股！」接著，豪邁雙手用力使出一記「葉下探桃」，把病人的GG跟Dan-Dan用力的一陣翻轉跟檢查。

吼！

還是沒有傷口啊！

正當不知該如何是好之際，超俐落的男護理師小銘終於發現癥結所在！

他用力扯下阿旋整條褲子——

天啊！

阿旋的左小腿肚整個變得暗紫、腫脹，還滿滿的長了大小水泡，一路從左小腿延伸上來。

我腦中警鈴大作，用力回頭問他同事：「他不是不進海水槽了嗎？還是有碰到海水嗎？」

「海水……好像沒碰到了啊，怎麼了嗎？」同事疑惑的回答。

我大叫：「這看起來是海洋弧菌感染啊！」

海洋弧菌（學名：Vibrio vulnificus）是一隻潛藏在海中的細菌，只要沾染到海水，任何生物或是甲殼類的殼上都有可能藏著這隻細菌，從傷口進入後，會造成嚴重程度不一的感染。如果病人本身免疫力差，有肝硬化、肝炎、糖尿病、酗酒、腎病或其他慢性疾病，就有可能沿著皮下一路感染，造成嚴重的壞死性筋膜炎、甚至休克，死亡率極高。遇這種情況嚴重的，要盡快把傷口整個切開，甚至嚴重時還得截肢才能保命！

我這麼解說完，阿旋的同事都驚恐得面面相覷。這時，突然有人露出恍然大悟的表情。

「啊！阿旋好像說他褲子那次被咬破！然後餵飼料的時候……」

「他又偷跑去碰海水？現在情況很嚴重，我必須趕快聯絡整形外科，不然可能要截肢啊！」我著急大喊，一面開始打電話。

等整外醫師終於到場，二話不說馬上把病人推進刀房，開了「筋膜切開術」，將整個壞死發黑的足背、小腿到大腿，切了個皮開肉綻！

然後拚命拿大量的無菌生理食鹽水沖，再想盡辦法把阿旋的血壓拉回來！

事隔兩週之後，我再看到阿旋，已經是從鬼門關走了一遭的憔悴模樣。恢復清醒的阿旋，還要面臨換藥的大工程，得咬牙把整隻腳上所有塞到肉縫裡的紗布全部取出，他緊握拳頭，大顆汗珠直冒，邊讓醫護消毒邊呻吟，再顫抖著忍受把新紗布全塞回去。然後再一次又一次地進出高壓氧艙、換藥……

他知道自己差點一腳就進了棺材，甚至進棺材的那隻腳還有可能要截肢，這才乖乖一五一十招來。

原來他是個肝硬化的病人，完全沒有門診定期追蹤跟注意，之前被虎鯨咬傷那次能夠大事化小，完全算他狗屎運！

這次想說偷偷瞞著同事繼續工作，碰到海水也不在意，結果腳上穿的雨鞋被咬破一個洞，對那小小的傷口毫不留心，只是自行換藥、或到草藥店找狗皮膏藥敷，一直瞞著大家，直到最後疼痛難耐，整個人幾乎昏倒了才東窗事發……

我瞪著他：「這次看你還敢不敢亂碰海水？」

「不敢了……」阿旋泣訴。

我還不打算放過他：「你上次也說不敢，還講說什麼大洋池的工作要換掉！」

阿旋癟著嘴：「有啊，我換了啊，換到不用整個潛水下去，只需要穿雨鞋踩到一點點海水的……屁股池。」

我腦袋轟的一響，似乎快要解開了什麼端倪。「等等……你再說一次。」

「什麼再說一次……？」

「你說你換到什麼池？」

「屁股池啊！就很多隻那個……像鳥的，不會飛的……企鵝啊！英文我們都講『屁股』，不是嗎？」

痾……

阿旋繼續說：「屁股們超討厭的！吃魚都用搶的，搶不到還會亂啄我！害我變這樣，都是屁股害的！死屁股！回去處罰！」

Penguin，屁股。

（´⊙ω⊙`）

發音……咬字……算了……阿旋當年的英文老師如果知道，就吐血到死算了……

我想起當時在急診時的兇殘，想起掰開眼前兩瓣屁股肉之後，各種XX跟OO的走馬燈……難怪感覺這幾天遇到來阿旋病房探病的同事，見到我都倒退三步（眼神死）

最後只好無言的拍拍阿旋肩膀，內心感慨：

阿旋啊阿旋，我對不起你。

縫合是我的天職！

緹娜跟其他醫師完全不一樣，只要遇到縫合，內心就狂冒小花，
當大家又在哀號該輪到誰去坐鎮「縫合室」，
她總是興高采烈、手舉高高：「我！我！我！我！」

事情就是這麼巧，世界就是這麼小，就在偏鄉的小小急診中，之前在大醫院帶過的學弟妹，又在這裡遇到了！

緹娜是一心想走外科的PGY❸女醫師，之前為此還詢問過我的意見，結果我給她一個想不到的答案：「請回去問問家人跟妳男友，如果沒有男友，想一下未來十年，妳想要妳的人生是什麼模樣！」；阿鬼學弟則是她的小跟班，興趣跟志向都不明。XD

「來，學弟！這個病人要縫合，就交給你吧。另外還有這個要打石膏的，那換學妹好了。」

本文建議搭配音樂
OK GO〈這一瞬間〉
（The One Moment）

在急診內，需要花比較長時間繁瑣操作的處置，就是縫合跟骨折打石膏了，於是，這工作就常常落到PGY醫師學弟、妹身上。

緹娜每次只要遇到這種好康，她內心就整個冒小花，跟其他醫師完全不一樣。當大家又在哀號輪到誰去坐鎮「縫合室」（suture room），成為名符其實的縫合室主任時，緹娜總是興高采烈、手舉高高：「我！我！我！」

要不就是遠遠看到四肢骨折、胳臂真的往外彎、或小腿以不正常姿勢往前變形的病患時，當學長一聲令下：「打石膏。」

她也會神采奕奕的大喊：「我！我！我！」

問她怎麼那麼愛縫合？她歪著頭說不上來：「反正就很喜歡！」

反倒是她同組的男組員阿鬼，能閃就閃，急診要動手做的處置，他都很抗拒。

「沒辦法，我看到血會暈倒。」阿鬼臉色慘白，看來是真的怕血。

「沒關係，縫合跟石膏都交給我！」緹娜一臉帥氣的答應。

這組還真是絕配。

‡ ‡

❸ PGY：不分科的住院醫師。

有一次，緹娜又在縫合室裡跟複雜的嘴唇挫傷搏鬥，病人下巴嗑到車門，一咬牙用力咬斷了自己下嘴唇，所謂的貫穿性傷口（through and through wound）。這類傷口要縫合三層：先縫中間的肌肉層、再縫最內的口腔黏膜層，然後是最外頭的表皮皮膚層，而且三層都要用不同種類的線材。

緹娜忙進忙出，縫得滿頭大汗，還走到縫合室門口求救：「外頭有沒有人啊？幫我拆新的線。」她雙手已經戴上無菌手套，不想染汙、反覆穿脫。

這時晃來晃去的阿鬼探頭了：「怎樣？縫合室主任有什麼交代？」

緹娜啐了一聲：「主任個頭啦！快幫我拆一條Nylon 5-0，還有，我今天已經縫了七臺了，你是不是也該幫忙一下啊？」

「哪沒有……我……」

阿鬼努著嘴，一轉頭看到緹娜用眼神殺往牆上，原來為了點清縫合包器械，每次縫合時，護士都會把無菌貼紙貼在牆上做紀錄。果真，緹娜那一欄已經密密麻麻、橫歪直豎貼了七張，阿鬼那一欄還空蕩蕩的。

阿鬼沒話說，但也真心打定主意不想縫合。緹娜拿他沒轍，只好自立自強。鎮守現場的主治醫師自己就忙昏頭了，才沒空管他們呢！

緹娜坐下來，深呼吸，繼續漫長的縫合過程。縫合室的便門輕輕掩上，現場雜沓紛亂的聲音飄得好遠，她漸漸清楚自己為何喜歡縫合了：可以明快清楚的自行決定病人處置；可以非常有成就感的看著自己縫後、不輸給整外學長的傷口；可以發揮所學；可以確實掌控。

啊——她深呼吸，彷彿自己手下就是一個完整標準的手術檯面，有助手跟刷手護士圍繞，有清楚不刺眼的無影燈照耀。

儘管她背後是急診室滿坑滿谷的垃圾桶，還爆滿闔不上，腳邊跟牆上都有噴濺的血跡，頭頂的燈泡無法對焦，還拚命閃爍個不停。

「真的要好好考慮一下，要不要走外科吧……」她對自己說。

有夢最美。

‡ ‡

龜縮回現場的阿鬼，正慶幸自己又躲過一劫，卻正巧被主治醫師抓到。

「學弟，你沒事嗎?那有個病人的鼻胃管NG給你放。」

好吧！PGY三寶：NG、Foley（尿管）、EKG（心電圖），只要別叫他碰血就好。

殊不知，躲得了一時，躲不了一世，阿鬼遇到此生他最驚悚的NG。

病人是胃癌切除術後的病人，出現了「輸出環症候群（E-loop syndrome）」，超量又過快的進食，加上胃出口塞住，讓整個切後的殘存胃幾乎癱瘓不動，嚴重脹大。

病人頂著如同懷孕的大肚子，肚子皮膚繃得發亮，去照腹部X光一看——媽呀！胃已經大到下垂超過肚臍、簡直跟去參加了暴食比賽一樣、幾千CC跑不掉！

阿鬼還傻傻閒閒、悠悠晃晃的去拿鼻胃管要用的東西，殊不知主治跟其他護士都躲在他背後，默默地後移了三步之遠。

阿鬼慢條斯理的準備好潤滑劑、鼻胃管，一從病人鼻孔進入刺激——

「嘔～～～～～～～」

滿滿胃脹的內容物全部吐了出來！

排山倒海之勢，有如挖到石油一般！

只是這石油裡可以清楚看見魚蝦菜肉，還佐以濃濃酸臭的胃液配膽汁！

見到這噴發奇景，阿鬼整個人呆住！他就像拆了河狸所搭建的水壩中，最關鍵的那根樹枝、拔掉膨脹瓶子的軟木塞、打開塞爆雜物的櫃子……在引發「胃酸土石流」的瞬間——

整個人正中噴發！

我在他背後遠遠的幫他打氣：「學弟加油！不能停！病人很難受，要盡快把管子放好！」

阿鬼只好繼續手上的動作，病人一把眼淚一把鼻涕，努力想停住嘔吐，拚命做吞嚥的動作，一吞、阿鬼配合一放，「嘔～～～～～～～～～」

一吞、一放，「嘔啦～～～～～～～～」

甚至當鼻胃管尖端進入到壓力最大的胃裡時，平時要打空氣聽檢，看有無氣泡聲，以免誤入氣管，此刻都不必了！

因為鼻胃管另一端開口沒關，一打通壓力，噴濺的胃液就從開口快速的宣洩而出。正好噴得阿鬼全身！

濃、醇、香。

等阿鬼完全從驚嚇中回神時，病人已經吐了兩千多CC，連噴在病人服、床單，加上阿鬼整個正面的，再加三千。

阿鬼全身濕漉漉、黏答答地轉身，發現身邊所有人員「全員逃走中」，他一臉快哭，轉頭看向我：「學姐……QQ」

我戴上N95，遠遠的跟他比一個讚。

剛縫合完、走出縫合室的新科主任緹娜，用鼻子聞了聞門外的味道，野獸般的直覺，讓她又偷偷退回門後。

深呼吸～還是這裡（帶血味）的空氣清新啊。

XD

大鵰變雞排？

〈
那隻雄赳赳的神鵰，被阿鬼「鬼斧神工」的修疤後，
鳥頭被砍斷、脖子折了，眼神也歪了！
整個大鵰展翅的雄姿，硬生生變成阿亮香雞排！

帶著兩個小學弟學妹，上山下海，有時有豬，有時有樹。鄉下的醫師生涯很多時刻還得兼營「獸醫」、「園藝師」？急診要會辨認傷口，玫瑰的刺傷有時比想像得還深、蜜蜂的刺有倒鉤，要小心挖出……

其中學弟阿鬼標準的「愛哭愛跟路」，怕血怕屎怕尿怕口水，在急診外科裡只要一點風吹草動就哇哇鬼叫，完全有當年超級天兵一元學弟的既視感。

但他最有趣的一點，莫過於是學妹緹娜的跟屁蟲，緹娜做啥他就做啥。

「學弟，人家緹娜已經可以自行完成縫合了耶！」（激將法）

本文建議搭配音樂
盧貝加〈曼波5號〉
Lou Bega〈Mambo No. 5〉

「我……我也可以！」阿鬼不甘示弱。

看他那副模樣，我真是啼笑皆非，想起他跟之前的一元學弟有多少相似處，但奇怪的是，此時此刻，我竟一點也生氣不起來。大概是已經脫離了那樣高壓的環境。

當人被「奴性」奴役，會合理化加諸在自身的病態壓力。在那種「給一・五倍薪水做兩倍工作」的高壓環境，還自認是有競爭力、有效率、能力強的表現。（苦笑）

如果不是身體出現了變化，不會察覺「不合理」的存在。而那種不合理，會讓人思考僵化、漠視溝通的必要，甚至轉嫁壓力到醫病關係中屬於資訊弱勢的一方，也就是病人身上。

最後反覆得到的結果，就是「沒同理心」、「讓人氣到想拍桌大罵」的失敗醫病關係。

同樣的，這情況也會出現在醫學生向主治醫生學習的磨合階段。不過這次，沒有人再要我趕著十分鐘看完二十個病人、沒有想要摔病例跟罵人的衝動，這次我希望，能夠好好帶著一個學弟，至少讓他不再恐懼外科。既然阿鬼說他可以，根據外科學習法，只要敢說出口的，就馬上開工。

剛破蛋的小鳥就把牠丟出鳥巢去學飛，不正是這個道理？XD

當然沒那麼狠！

我還是先從簡單的換藥開始讓他練習。

‡ ‡

鄉下地方，除了滿滿的人情味會在看診應答時出現，在「傷口」上其實也有。

傷口上怎麼也會有「人情味」？

有的，而且還很難搞。

常常會見到病人的傷口上敷了各種五顏六色的敷料，鄰居給的、廟口阿伯建議的、祖傳了三代的……醬油、牙膏，都已經不算什麼，最慘的是一種粉橘色消炎粉，那神祕的消炎粉，據說可以「吸」出皮下的膿，所以是用一大片不透氣貼布，俗稱「狗皮膏藥」，把整個傷口黏死，等到時間夠了後，再把整片膠布跟底下的膿一起扯掉。

——代誌有憨人想得這麼簡單就好了！

這種消炎粉的特性就是很黏！無敵黏！之所以呈現橘黃色，是因為成分含有中醫裡可消毒的硫磺粉，但為什麼要做成黏到像口香糖整個黏上被壓過一萬遍那樣？我就真的不懂了！然而正因為這種黏，很多開放的潰爛性傷口中的分泌物、病菌都被包在貼布內，外觀看不出來，反覆感染之後，就惡化成大範圍的蜂窩性組織炎！

一大堆病人最後都不得已跑來找外科門診。一看到是這個貼布、一問果然又是那種消炎粉，真是會氣得忍不住邊換藥邊罵！

還有些無開放性傷口的「粉瘤」，明明感染問題不嚴重，等自己破了、流湯之後，就會乾掉、癒合。這類傷口就算不用這種狗皮膏藥自己也會好。但這裡的人就是很愛貼！越貼越嚴重！搞到一個單純的粉瘤最後爛掉還要清創、一次不夠還要多次！甚至要打抗生素！吼～基本上是想到就會抓狂的程度！

偏偏民眾很吃這套！因為鄰居介紹的、巷口推薦的、朋友的叔叔的伯伯的阿姨講的……而且「這還要自費不便宜唷」、「人超多的不好排隊」甚至是「一次還限定數量，這祖傳的祕方藥膏，不能買超過幾萬塊咧……」

我這才知道，民智啦、衛教啦……這些以為已經普及到一定程度的事情，在這邊有完全不同的面貌。

今天在急診處理到的傷口，又遇到敷上這類消炎粉貼布的，而且居然還是個年輕男病人——阿亮。全身刺龍刺鳳，一臉殺氣，大腿上一大片「狗皮膏藥」貼布。

（扶額）

正面思考……正面思考……

我抹抹臉，把阿鬼叫過來。「學弟，今天換藥都交給你了。」

阿鬼點點頭：「好。」

不錯，精神可嘉，好的開始就成功了一半。

我站在一旁，看他把消炎貼布用力拔除，超黏貼布配超黏消炎膏，連大腿腿毛都被一根根拔起，阿亮痛得該該叫。

這還沒完咧！

接著阿鬼拿出生理食鹽水棉棒，用力擼、擼、擼，邊澆水邊抹消毒液，好不容易才讓原來的傷口顯現出來，當然這過程，病人可沒少痛過！

露出原形的傷口是一條長長的、已經慢性增生肥厚的疤痕，部分癒合、部分裂開，裂開處還滲著膿水，這不只要清洗、消毒，如果想要漂亮還得修疤，真是大工程啊！

阿鬼二話不說，繼續悶著頭苦幹實幹，拆開一包包棉棒跟紗布，用大罐生理鹽水狂沖，擠出像是奶皇包爆漿般的膿，忙得滿頭大汗。

告一段落後，我帶著阿鬼跟病人討論傷口的幾種處理方法，阿亮聽完後，希望能夠一次解決，也就是清創後盡量修疤，看能把傷口關回去到什麼程度，也就是「一次性縫合」。其實這樣會有很大機會讓傷口再次裂開，其實最安全的方式是幫開放性傷口反覆換藥，沒有感染後再縫合的「延遲性縫合」，但會拉長回診時間。

既然各種方法的差異跟風險都講了，我們也尊重病人決定，我拍拍阿鬼肩膀，讓他到縫合室裡好好處理。

處理這種周圍疤痕已經開始成形的傷口，如果還要修疤，就得把傷口邊的組織重新切掉，再次縫合。我再三確定阿鬼知道後續步驟後，就轉身去處理我的事情。

過了許久，阿鬼滿身大汗得跑來報告：「完成了！」

我抬頭用力讚許他，起身進縫合室看一眼成果……

瞬間倒抽一口氣退回來，躲在電腦後面悄聲招手（氣音）：「學～弟，你過來～」

「怎樣？學姐妳幹嘛躲在這，講話幹嘛那麼小聲？」阿鬼露出颯爽燦笑。

我壓下他肩膀，大罵：「靠背咧！你縫的那是什麼鬼！」

阿鬼摸摸下巴，還繼續得意洋洋：「修疤啊！我用的是Z-plasty，就是畫一個Z型……」

我打斷他：「Z-plasty我知道啦！反轉傷口打斷疤痕！可是、可是……你有沒有看他整個皮膚啊！」

阿鬼歪頭：「啊就刺青啊！」

是的，阿亮滿手滿腳的刺青。

我更怒：「啊就刺青？靠背！你把人家的鳥頭折斷了啦！」

原來，阿亮大腿上有一隻雄赳赳的神鵰，脖子的地方正好是之前長條型疤痕增生而過的位置，使用Z-plasty方式修疤，就等於把鳥頭砍斷，還把鳥頭整個轉了九十度，脖子也折了！鳥的眼神也歪了！整個大鵰雄鷹，變成阿亮香雞排！

縫合的時候怎麼不看一下啦！

病人知道還饒得了你嗎？

阿鬼你今天還能活著走出醫院大門嗎？

正當我替阿鬼緊張個半死的時候，阿亮笑著走出來，我整個後退半步，大哥……冤有頭、債有主咧……你的刺青鳥的頭是還在啦……只不過歪了點……（啊不行我好想笑）……

沒想到阿亮竟然正在向阿鬼道謝！還稱讚他很認真！

我瞪大了眼睛，說不出話，眼睜睜看著阿鬼陪著阿亮談笑風生的走出急診，還揮手道別！

好狗運你這廝！

回頭查了一下病人回診的日期……就決定當天換藥都是你負責了！阿鬼學弟！

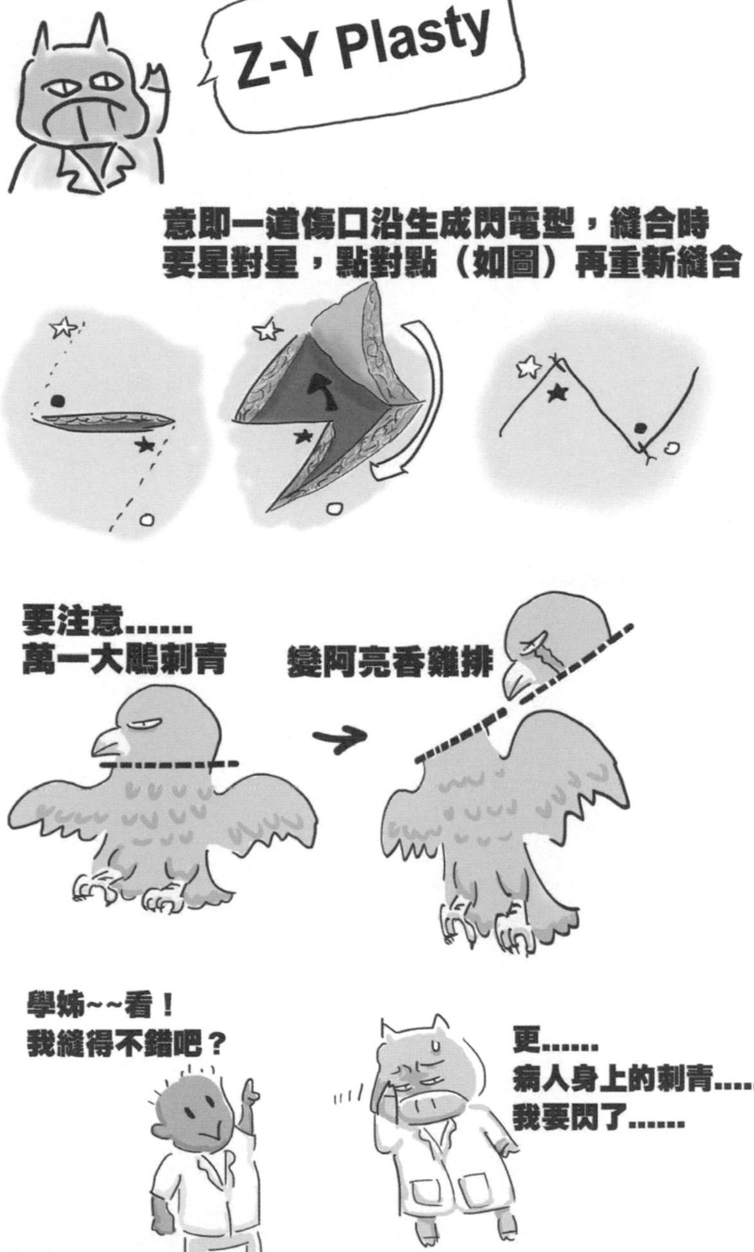
Z-Y Plasty
意即一道傷口沿生成閃電型，縫合時
要星對星，點對點（如圖）再重新縫合
要注意……
萬一大鵬刺青
變阿亮香雞排
學姊~~看！
我縫得不錯吧？
更……
病人身上的刺青……
我要閃了……

咪咪大師

以為做乳房檢查很香豔刺激嗎？完全不是這麼回事！

你可能再也不想摸到、看到，甚至聽到「奶奶」，

還會忍不住開始唱：「掀起了妳的奶頭來，讓我來看看妳的奶……」

「今天咪咪哥要來耶！」

阿鬼露出幸福的瞇瞇眼微笑，我轉頭疑惑的看著他。這個學弟從醫學中心來到鄉下小醫院，進行短期的「社區醫學」訓練，沒事的時候，就跟他的同學緹娜一起，跟著我到處悠轉。

「阿鬼是說標哥醫師啦！」緹娜幫忙補充。

我恍然大悟，差點噴笑！原來他們說的是醫學中心有名的乳房科教授——標哥醫師。

本文建議搭配音樂
梅根・崔娜（Meghan Trainor）
〈All About That Bass〉

這間偏鄉小醫院，各科醫師人力都非常不足，也不穩定，所以只好跟各醫學中心「團隊合作」，由那一端外縣市千里迢迢的把醫師們輪替過來看診。

想起我初來乍到時，在小小診間裡發現鄉下醫療捉襟見肘的窘境。一個完整乳房的腫瘤治療流程需要的大小檢查：放射腫瘤科？沒有，要聯絡A醫院；核醫科？沒有，要聯絡B醫院；C醫院可以配合某某檢查，但是如果要做到啥啥項目，還要再找D醫院……等打完電話、聯絡完，我頭都暈了，病人也心虛了，往往最後就是兩種結局。

要不就是病人說：「醫生，我看我這病不要麻煩了，妳能夠給什麼藥就給什麼好了。」

為何放棄治療？

聽了讓人揪心。

也曾聽過病人這樣說：「醫生，我還是去大城市的醫學中心看病，可以麻煩幫我開診斷書嗎？」

想到病人往後得屢次長途往返，還要在醫學中心的大迷宮內花上大半天時間……真正心疼。

資源真的是不公平。

更別說其他更複雜的肝膽腸胃大手術，有時光想到術後需要加護病房的情況，就頭皮發麻。

回想起當年在醫學中心，經常聽到有人遠從國境之南、甚至從後山翻過中央山脈前來求診，看一個病要花上兩、三天，我的那種不以為然，沒想到，真的就近在眼前，令人汗顏。

眼前的病人越謙卑，我內心就越糾結。

早年，標哥醫師固定在此看診，累積下一大票鐵粉。乳癌治療的特別處在於，撐過前期開刀跟化療的痛苦階段後，剩下大多都是長達數年的穩定追蹤。所以一看到「特聘ＸＸ醫學中心Ｑ標南醫師於某月某日看診」的公告，老病人們一下就蜂擁而至，掛號瞬間爆滿！

「阿鬼，你很期待嗎？」我調侃的問。

阿鬼用力點頭：「當然！咪咪哥的課可是非常有名呢！我之前實習時沒有跟到，想不到現在在社區這邊巧遇，當然要好好跟一下啦！」說完，兩手龍爪般騰空抓抓。

「有啥好期待的？男生就是這樣……」緹娜頗不以為然。

阿鬼反擊：「妳女生也可以去泌尿科實習啊！」

「我之前去泌尿科，一點感覺都沒有，你知道那天我光是Digital（捅病人的屁眼檢查攝護腺）就看了快一百多個病人，長短胖瘦各不同、深淺嫩皺千百種，還不是要乖乖夾好讓我戴手套摧殘。」說完，緹娜食指併中指，作出Digital的標準動作。

兩人還在吵嚷不休，我打斷兩人：「既然這樣，學弟對乳房觸診有強烈學習動力，想必是將來的咪咪大師吧！那麼那天標哥的門診，所有乳房ＰＥ（理學檢查）都交給

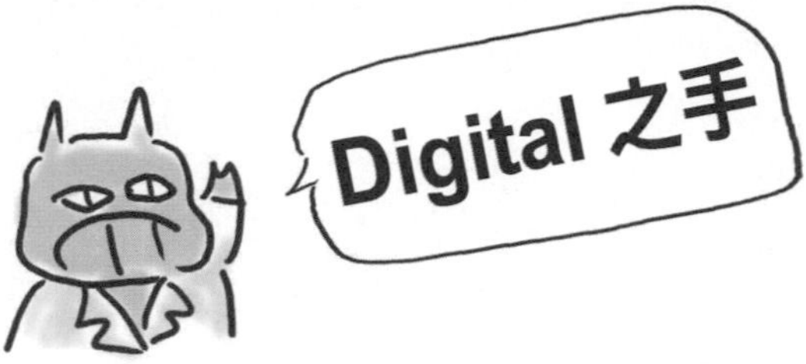

古有陰陽師的結印手勢

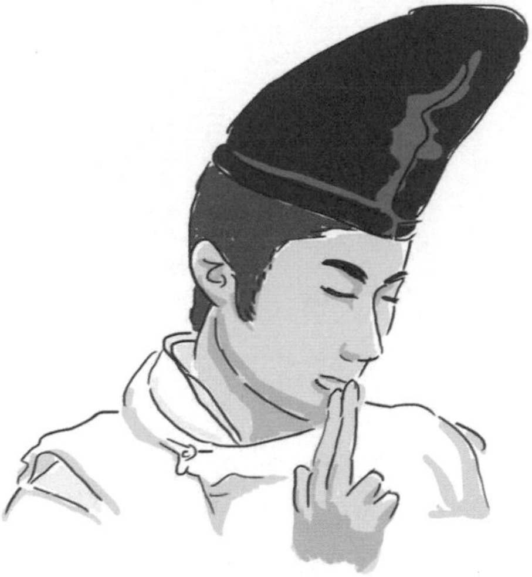

醫師肛門指診也是！

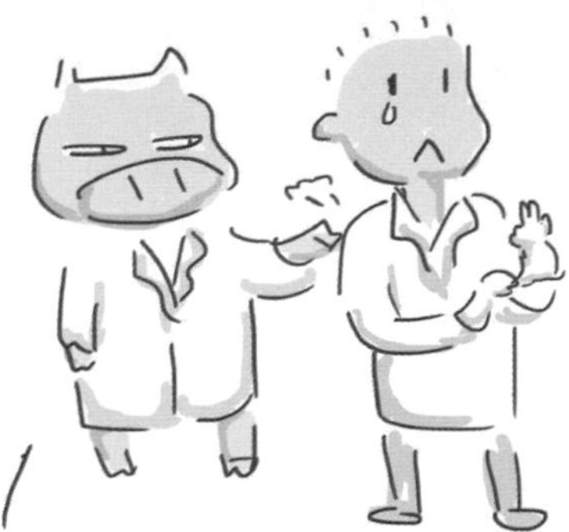

學弟，你就把自己當陰陽師吧！

你吧！」

傻孩子XD

到時候就「知死啊」！

‡　‡

標哥醫師看診那天我在急診外科幫忙，沒有躬逢其盛。據說用「蜂擁而至」還不足以形容，根本應該說是——「逃難般」的慘烈人潮！

標哥見到有學弟自告奮勇要幫忙先觸診以及簡單病史詢問，非常開心。這應該是標哥那天唯一開心的事。其他只剩下爆滿的人潮、不熟悉的電腦系統（鄉下醫院都還是用手寫開單，混搭陽春的電腦系統啊！）、混亂的動線，讓標哥簡直快抓狂。

乳房檢查需要先到更衣室換衣服，再到檢查室躺床、觸診，再做超音波檢查，有些人還要另外加做乳房攝影。整間充斥著剛脫完衣服、晃著奶奶，找不到檢查衣的病人；還有做完超音波後，吆喝著要去攝影還要再換衣服；做完檢查要衝進診間聽報告的；搞不清楚自己現在要去哪的……

全部的全部，都是阿鬼學弟在處理。

門診跟診的小護士才剛畢業，整個嚇傻到當機。

而標哥就像每個外科主治一樣壞脾氣跟任性，光是電腦用不順手就已經爆炸了幾次，最後索性氣嘟嘟的不管，任由阿鬼調度。

阿鬼向標哥稟報：「咪咪……不是，標哥醫師，現在要去幫這位病人做超音波。」

標哥手扠腰，沒好氣的問：「啊剛剛前一個去做乳房攝影的回來沒？」

「回來了，在外面排隊等。」

「那我到底現在要看哪個？」

「就超音波這個。」說完，有點想把標哥從椅子上拔起來。

標哥偏偏硬要岔開話題：「所以你剛剛觸診的結果呢？」

阿鬼捺住性子回答：「觸診結果是right breast firm mass over lateral lower quarter, firm, nonmovable……」一邊心想：都這時候了，還要考試啊？外面病人在暴動了耶！

說時遲那時快，阿鬼眼光瞄到一旁的黑影，突然大叫：「後面那個阿嬤，還沒輪到妳！拜託衣服先穿上啦！」

總之，數百對晃來晃去的奶奶在他眼前背後、左邊右側，已經晃到他毫無興奮之感，甚至有點反胃。

結果那天的早上門診，標哥看到晚上八點才結束。

‡　‡

隔天我幸災樂禍地問：「如何？」

「我把我十輩子能摸的奶都摸完了，我再也不想摸到、看到，甚至聽到『奶奶』了。」阿鬼臉色慘白。

我撇撇嘴說：「一聽是標哥的病人就知道了，因為都是老病人，有疤有傷啊！更別說很多是手術之後的，哪有你以為的那種……XD」

「而且我……我有點被布袋奶打敗……那種很外擴很外擴的……」阿鬼泫然欲泣。

「那很正常啊！又怎樣？」

「學姐妳不知道，剛剛我又被叫去幫忙做心電圖，布袋奶黏也黏不住，貼片都一片片掉下來了！改成吸盤也被布袋奶一推就鬆開！一張心電圖我做了快一小時，差點沒被砍死啊！」

心電圖的電極片位置是一整列要沿著左乳下緣，一直貼到腋下處，也難怪遇到布袋奶會崩潰了。

阿鬼還在繼續哀號：「妳知道那個小小的吸盤電極，無助又嬌小的站直在病人皮膚上時，我還得要這樣，」他比出一手掀起某物的動作，「它才站得牢，可是只要我一放手，整片奶奶就像土石流一樣，無情的把所有電極片推擠開，一次又一次！我只好一次次掀、一次次放、一次次掀、一次次放！啊～～～」

看著抱頭哀號的阿鬼學弟，我給他一個同情兼活該的拍拍。

阿鬼雙手抱住頭狂搖：「重點是，腦中竟然還浮現了那首兒歌，只是被改編了——」他悠悠唱起：「掀起了妳的奶頭來，讓我來看看妳的奶……」

人體的奧妙，有時真不是憨人想得那麼簡單。XD

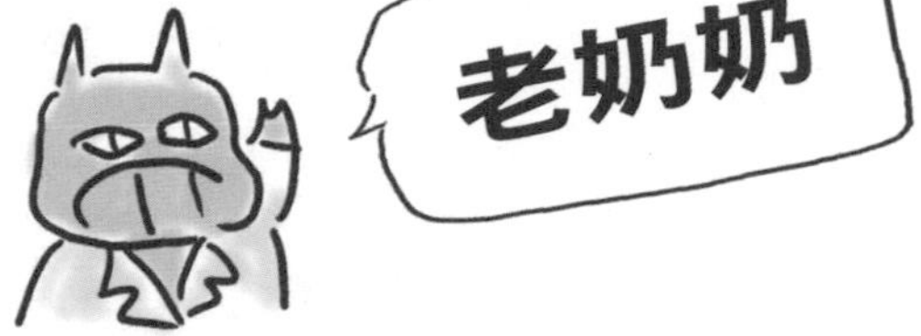
老奶奶

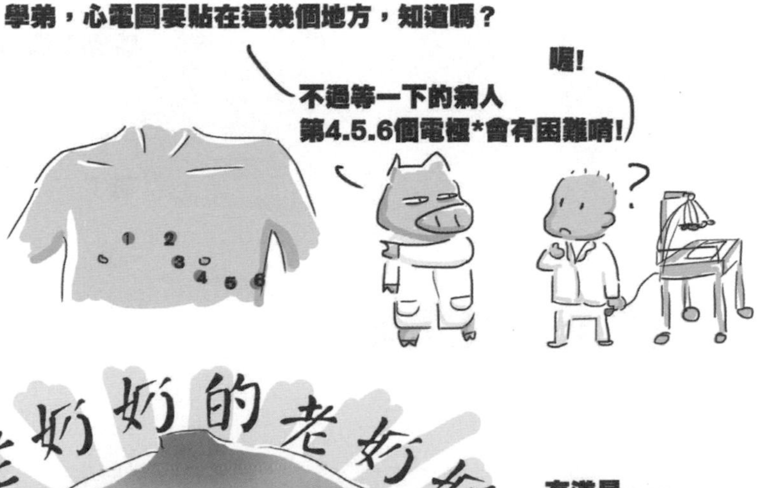
學弟，心電圖要貼在這幾個地方，知道嗎？
不過等一下的病人
第4.5.6個電極*會有困難唷!
喔!
1 2 3 4 5 6

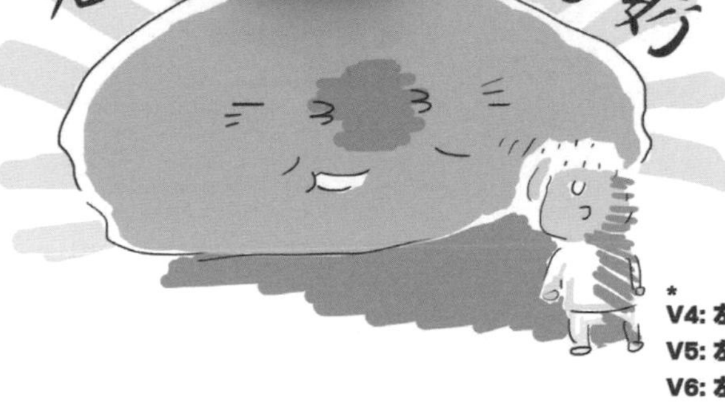
老奶奶的老奶奶

有道是——
薑是老的辣
奶是老的塌

*
V4: 左側第五肋間索鎖骨中線上(乳下緣)
V5: 左側第五肋間前腋線上
V6: 左側第五肋間中腋線上

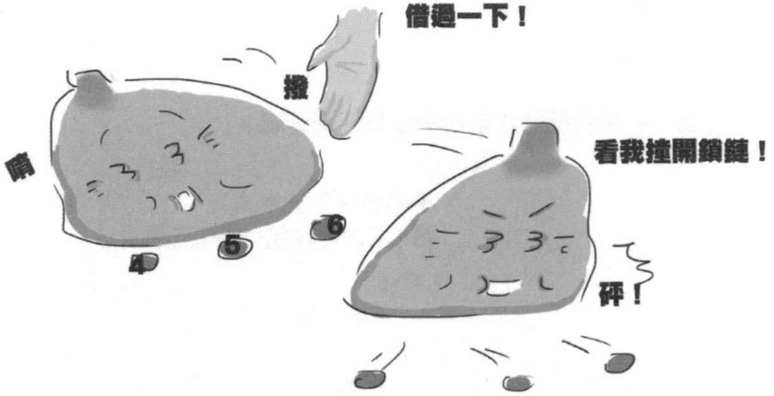

掉落N次之後……

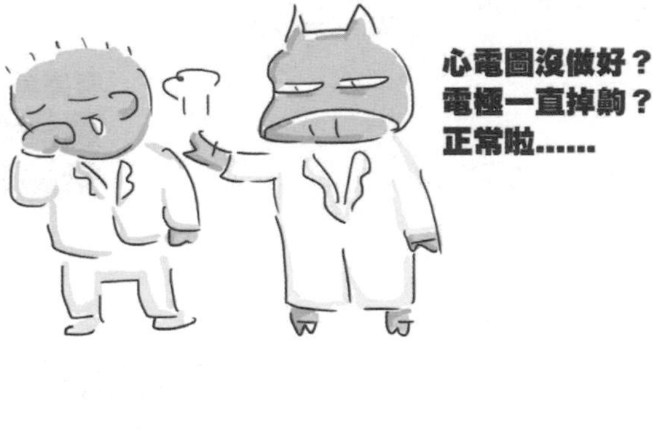

沒掛號就別躺病床！

原來家屬照顧椅可以租！不但清楚規範押金、租金，
還能享有折扣，更可「甲地租乙地還」，
急診居然能發展出如此事業……不，說它是「帝國」也不為過！

小紅阿姨已經是急診室的常客了。

如果說廚房總有打不完的蟑螂，客房總有不知道哪冒出來的蚊子，巷子口總有趕了又回來的野狗……那麼小紅阿姨，就是急診室裡的「這類」存在。

她總頂個紅色小圓帽，大濃妝配大紅唇，招搖的穿梭在醫院遞名片給病人。醫院是公共區域，三教九流、閒雜人等都能自由進出，所以看到小紅阿姨又在那邊「交關」病人時，急診室裡忙到昏頭的醫護人員，也只能睜一眼閉一眼。實在太煩或靠得太近時，揮一揮、趕一趕就是了。

本文建議搭配音樂
The Fontane Sisters〈Hearts Made Of Stone〉

至於小紅阿姨遞什麼名片？大概就是仲介看護啦、幫你申請理賠啦⋯⋯這些名片常常被隨地丟棄，清潔阿姨邊收邊罵，一轉身，乾淨的看板區或病患等候椅上，小紅阿姨又以迅雷不及掩耳的速度出現，「咻咻咻」的塞滿小名片。

實在很有敬業精神啊。

只是我常覺得奇怪，她這樣能賺錢嗎？（聳肩）

直到有一次，小紅阿姨頗具規模的「真實地下事業」無意間被我揭穿，我才知道她的厲害！

‡　‡

那次我家阿弟吃壞肚子上吐下瀉，一通電話我就叫他直接來急診給我看，我當班，馬上能處理。

老爸載著脫肛到虛脫的老弟大老遠跑來急診，讓他躺床，點滴、抽血、吊大瓶後，昏昏入睡留院觀察去。

暫時鬆口氣的老爸，悠悠晃晃過來問：「你們急診家屬陪伴，沒有給椅子嗎？」

哇⋯⋯老爸，你問的是千年難得一見、只待有緣人的急診稀世珍寶——「家屬陪伴椅」嗎？

嗯讓我想想，每天凌晨急診室最空蕩的時候，依稀彷彿在角落有看到過那麼兩、三張，但只要白天時間一忙亂起來，不要說「排隊等」了，搶破頭、大打出手的都有。

眾裡尋它千百度，為椅消得人憔悴啊！

真實血肉戰場版的「大風吹專用家屬陪伴椅」，連我這個急診醫師都找不到啊！

聽完我的一番「說明」，阿爸只得摸摸鼻子縮回病床邊，我一面忙著處理手上的病人，也一面暗地幫忙留意，可惜仍然只聞其名，不見其椅。那些已經一屁股坐在椅子上的家屬，無不瞪大眼睛掃射，用力霸占，生怕有人來搶，就連病患被推床去隔壁檢查室，他們都寧可坐著「顧椅子」而不離開。XD

屁股長根了是吧！

我邊嘀咕、邊忙著忙著……咦咦咦？

阿爸怎麼多了張椅子？而且還是看起來好舒服的躺椅？

我大驚：「爸！你這椅子怎麼來的？」

阿爸躺得好悠哉，只差捧顆椰子就有南洋風情了。

他抬抬眼皮，慵懶的回答：「啊？跟你們醫院租的啊！」

我：「租？哪裡租的？」

原來這就是小紅阿姨的事業！

出租椅子給急診等待留觀的家屬！

超震驚！

這是什麼敏銳的商業頭腦！

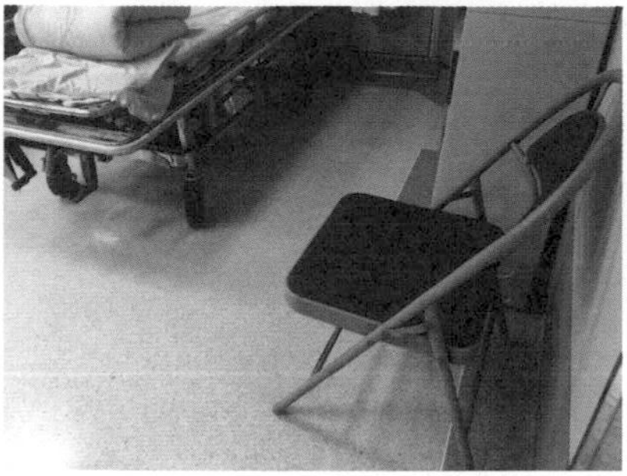

難得見到其真面目的「家屬陪伴椅」！

這是多麼龐大的企業版圖！

等等……現在不是讚嘆的時候（回神）。

「租給你價格怎麼算？她不怕你拿了就跑？而且萬一病人在急診治療區被轉到後面的觀察區，換了位子怎麼辦？」

阿爸露出「妳這傻孩子」的笑容，神祕的拿出一張「租椅子專用說明書」。原來上面都規範好了！押金多少、租金多少，使用達到幾小時以上還可以折扣，更包含先進的「甲地租乙地還」，只要移動到別的區域，椅子帶著走沒關係，只要出院前撥打以下電話（紅底加粗字），馬上到府收件，並退還押金。

我完全驚呆，手中紙條冉冉飄下。

在我的眼皮下，竟然有這樣的事業……不，說它是「帝國」也不為過！枉費了我那些醫護狐群狗友成天嚷嚷著要改行賣雞排烤地瓜，最賺錢的事業，根本就在我們眼前啊！

試想，當進入急診室，再也不用讓家屬玩大風吹搶椅子遊戲，再也沒有閒雜人等晃進護理站，偷走我們醫護人員配置的椅子，這些該死的椅子，全部～標價出租！手頭寬裕點或腿真的太酸，就租一把躺椅；還能撐一會兒，或預計兩小時後可以離開的，來一把板凳吧；甚至還能提供每次投幣五十元，就能蠕動十分鐘的按摩椅！

服務的品質做到最好！

民眾的需求補到最高！

進入急診室後，可愛護理師就迎上前：「您好，這是您今天可以選擇的服務項目，我們有新推出最棒的氣動按摩椅，請參考看看！另外，您的大衣跟背包請容我安置在衣帽間內（要加價）；您隨身攜帶的小狗狗也有專屬散步區域（要加價）；您的愛車也可以打蠟跟美容唷（當然也要加價）！」

絕讚！

這樣在看診等候時，看到隔壁床位的人開來的車也發亮了，狗也理毛了，更別說還能躺在氣動按摩椅上伸懶腰！一定也想丟出錢包，跟他拚了！

如此一來，被強加在醫療人員頭上的「服務品質評估表」，還有那句每次跟病人對話完之後一定要加上的：「請問您滿意我今天的服務嗎？」

一定超滿意的啦！

當然，最最滿意的絕對是收錢的醫院！一堆自費項目！好棒棒！

勉強從這震驚（與幻想）中回過神來，我阿弟也回復了點精神，被老爸拎回家了。於是我便等著小紅阿姨來領回她遺落在急診現場的椅子。

左等右等，小紅阿姨似乎非常自信她在急診的「獨占事業」，根本不怕有人來偷椅子，半天不見她人，好一個「托拉斯❹」的氣派。

❹ trust，有「壟斷」之意。

就在我忙著處理越來越多的病人時，啊哈～小紅阿姨出現了！熙來嚷往的人群中，那頂熟悉的小紅圓帽又在來回穿梭，哼哼！就等妳了！

我敲敲手中的病例，跟著小圓帽，看她要去哪。

只見小紅阿姨悠悠晃晃，竟然一個翻身，倒在一張空病床上。

這光景讓我瞬間暴怒！

我衝上前對著她大吼：「妳躺在這邊幹嘛？」

小紅阿姨居然一個翻身，不打算理會我！當這急診室是她家臥房，很熟了是嗎？

（゜皿゜メ）

我硬是把她的肩膀轉過來，連珠砲的開罵：「妳不要太誇張了！急診是妳家嗎？三天兩頭來這邊發廣告，還出租椅子收租金，當大家睜一眼閉一眼，給妳方便就越來越隨便嗎？就是有妳這種人！醫院是要注意環境感染控制，本來就不是給妳這樣趴趴走的，滾～～～沒有掛號就不要給我躺病床！」

醫院跟醫療行為，絕對不是讓民眾的所有需求都無限上綱。曾經看過一篇新聞：病人車禍坐救護車到急診了，隨身帶的狗不能進急診室，居然不能綁在門外樹旁，而要推張病床給狗站在床上?!

知道醫院內有個品質管控的項目叫作「感染控制（感控）」嗎？感控小組的人有權

利跨科別、跨職別，針對醫院內部所有感染做偵測。傷口的、醫護人員洗手的、民眾看診口罩或手部消毒、開刀房的無菌、加護病房的交叉感染……全部都是！

如果今天有個病人感染了特殊菌種，懷疑是從哪個醫護人員摸過其他病人後傳染而來，整個治療過程當中的所有醫護人員都要被調查。雙手要抹培養皿，衣服要測試，病房要整個消毒……要追蹤的項目多不勝數。

居然還能讓狗狗站在病床上，或是隨便一個路人進來一倒就躺到床上，下次呢？我順便帶著一匹馬可以幫我顧嗎？或是豬圈養了一頭豬非得跟著來看病？

沒有符合感控原則的混亂急診，就會成為危及所有病人的危險場合！

小紅阿姨看到我嚴肅的表情，知道我不是開玩笑的，摸摸鼻子，走了。

但沒有忘記順手扛走她的躺椅。XD

‡ ‡

兩週後，小紅阿姨又出現了。

這次她躺病床又被我發現，我扠好腰、深吸口氣，正要開罵——

她虛弱地舉起手，晃了晃病人手環：「有啦！我有掛號！我有生病啦！」

算妳有理！

記住，沒有掛號就不要給我躺病床蛤！

悲傷端午節

看著護理師開心吃著晶瑩剔透、讓人暑氣全消的鹼粽，
我卻想起了一個永生難忘的診間畫面。
那是一個抓著我哭泣、悲傷不已的母親。

端午節到了，醫院的各個角落彷彿一起設了鬧鐘，紛紛冒出同事媽媽包的、病患家屬送的、長的短的三角的各種粽子。身處在最遙遠的南境偏鄉小醫院，最常吃到的當然是南部粽，偶爾還會有客家粽跟原住民小米粽來客串。北部粽？（笑）你是說我上大學唸書時第一次吃到、以為沒煮熟又忘了放料的那個「粽葉裹油飯」嗎？在南部，北部粽真的非常少見。XD

吃粽子一定不能忘記配上略帶甜味的醬油膏，我跟護理同事們邊狼吞虎嚥、邊拍擊即將見底的醬油膏玻璃瓶底，一邊喃喃碎念：「這種醬油膏的瓶子一定要這麼難倒就

本文建議搭配音樂
Jorge Méndez〈Cold〉

是了……」沒想到旁邊居然遞來一碗透明油亮的——糖漿？

我疑惑抬起頭，看到護理師咩咩剝開一顆晶瑩剔透、宛如冰雕般的粽子，原來是要沾鹼粽來吃啊！那定格的食物畫面，實在讓人暑氣全消！

不過……

我推開糖漿，搖搖頭：「抱歉……我不吃。」

咩咩吃驚的問：「為什麼？冰冰甜甜的超適合夏天耶！」

我淡淡反問：「妳知道鹼粽是怎麼做的嗎？」

咩咩跟其他護理師們開始七嘴八舌討論起鹼粽的身世，我卻想起了一個診間畫面。那是一個悲泣不已的母親，抓著我哭泣。

「大家如果怪我、罵我那都還好……是我沒顧好……」

⁂ ⁂

允兒才兩歲多，個頭卻瘦瘦小小，皮包骨的身材有著大大的眼睛。他像隻無尾熊般被媽媽摟抱著走進胃鏡室，手中還緊握著一根棒棒糖。

「好，你乖，通完之後就可以吃棒棒糖囉！」允兒媽媽輕輕用略帶沙啞的聲音安撫著孩子：「你乖乖，秀喔……秀喔……」

我跟兒童胃腸科的主任背對著母子倆，準備著需要用的器械，也默默的準備著心情。

因為要把自己的心武裝、鐵石化，才能面對等會將要發生的事。

允兒是食道嚴重灼傷的病人，半年前調皮愛玩、又在大人沒注意的情況之下，把桌上用來浸泡、製作鹼粽的鹼水整碗喝下。

這是第一次食道傷害。

允兒媽媽哭著解釋：「鹼水都是透明的，看起來像水一樣，真的不是他調皮……」

允兒喝下後，家人沒有正確處理的知識❺，慌亂的愛造成了更大的傷害，家長邊哭邊挖著允兒的喉嚨幫他催吐。

造成食道第二次的傷害。

允兒媽媽又說：「我忙著打電話叫救護車，回過頭看到允兒被挖喉嚨，哭得更慘、兩腳亂踢……」她再也說不下去，低下頭泣不成聲。

事情過後，允兒媽媽只能在允兒面前露出微笑，努力堅強著。但當我在病房詢問病史時，她才結結巴巴，邊哭邊說出這些經過。

食道灼傷的問題不是一、兩天就會顯現其嚴重性，而要數週、甚至數個月。一開始急救後，媽媽得知對生命沒有立即影響，高興的大鞠躬，拚命向醫護人員道謝。但更糟糕的事情還在後面。

灼傷後的食道，開始狹窄。

食道就像一條塑膠管，本身有從上往下的推擠力，由肌肉構成。當管狀內部開始受到腐蝕，推擠力消失了，接著修復的結痂組織，就會讓食道變窄、變硬。

這才是真正苦難的開始。

允兒的食道狹窄越來越嚴重，即使將固體食物磨成泥也難以下嚥，只能插著吸管，靠攝取流質過活。本應大快朵頤的小小年紀，只能眼巴巴望著隔壁小孩吃麥當勞，而他卻必須接受一次次的「食道擴張術」，也就是用胃鏡方式在食道內把汽球撐開，反覆推開食道，讓管徑多少能變大一些。

過程中，病人必須維持清醒並且配合吞嚥。

根本是人間煉獄。

當時的我，被找來幫忙壓制病人，第一次在沒有心理準備的情況之下，著實被那殘忍的治療過程嚇出心理陰影。第二次、第N次之後，仍有點揣揣不安的餘悸。但允兒母子都這麼努力配合，醫者也是肉做的心，再怎樣都要幫忙安撫、陪伴度過那極端難受的過程。

喉頭噴過一點聊勝於無的表面麻醉劑之後，媽媽抱住允兒的大腿，我負責壓制頭頸，長達一公尺多的胃鏡就這樣從嘴巴探入喉頭深處。

螢幕上顯示出來的慘烈畫面，顯示他的食道幾乎已經沒剩多大直徑可供食物通過，主治醫師咬著牙扭轉鏡頭、嘗試捅入；允兒狂叫、踢腿、噴淚；媽媽發抖、埋

❺誤食腐蝕性物品時，嚴禁催吐，必須盡速送醫，並將強酸或強鹼的液體攜帶至醫院，讓醫師能夠進行正確處置。

頭、喃喃著……

「好，你乖乖，秀喔……秀喔……」

允兒的食道反覆多次擴張後，效果卻不彰，主治醫師結束治療後，滿頭大汗的解釋：「允兒媽媽，允兒的狀況可能要開刀重建……切胃、切腸來補造食管灌食……」

允兒媽媽聽得一頭霧水，急問：「所以開完刀之後，可以吃麥當勞了嗎？」說著眼眶又泛淚了：「有一次他忍不住了，偷偷吃了一口哥哥的薯條，結果就大哭，說胸口好痛好痛……」

食道狹窄，固體食物經過的胸口劇痛，連大人都可能痛得滿地打滾，何況是小孩？

我跟主治面面相覷。

「這輩子沒辦法吃固體食物了……」我心想。

主治啞著喉嚨說：「其實開刀也是有風險，而且小朋友那麼小，開一次刀可能不足以滿足他長大之後身體拉長的變化，所以能夠盡量用自己原來的食道是最好……」

進行這種乾坤大挪移的整個消化道大手術，術後效果如果不如人意，就必須倚靠點滴給全靜脈營養，即使存活下來，也可能逐漸影響肝臟功能，變得越來越瘦弱，慢慢死去……這些可能的「病情告知」，此時此刻在一個心碎的媽媽面前，實在說不出口啊……

眼見允兒媽媽一次次的信心崩壞，一次次被孩子的病情打擊，其實她最該知道的是當時「如果多注意一點小孩的安全就好了」，只差那麼一秒沒注意，責任歸屬最終還是壓在家長身上，她再多的眼淚也無法改變事實。更加雪上加霜的是，允兒家是低收入戶，龐大的治療費甚至需要社工轉給福利團體幫忙，這更讓允媽著急，開刀的錢到底要從哪裡來？

檢查完後的允兒在護理人員協助下，擦乾一身汗，換好了衣服，靜靜躺在檢查床上被推出房間。

他看到媽媽，臉上還掛著淚，伸起小手問：「可以吃糖糖嗎？」

那根棒棒糖，從頭到尾他都緊緊握著！

乖巧的模樣，彷彿完全忘了剛才的病痛……

他小聲再問：「媽媽，我什麼時候可以吃麥當勞？」

瞬間，允媽揪心的皺眉苦笑，無限心疼地摸摸小孩，卻無言以對。

他們再次跟我道別，看著允媽擁著小孩離去的背影。

「你沒辦法吃麥當勞了……」我心想。

卻說不出口。

新移民，臺灣夢

這裡的人說的語言繽紛多彩：客家話、排灣族語，
加上東南亞各國的語言，形成每日風景。
而這裡最讓我印象深刻的一句話則是：
「離開了大城市、鄉下地方的生命力都很強。」

鄉下的人口、組成、群聚，都完全迥異於都市。我曾以為所謂的「偏鄉地區」，是要翻過層層山頭才會到達、很久很久以前的故事。沒想到只是跨越了一座大橋，就被眼前所見給震懾了。

這裡的人說的語言，以客家話、排灣族語為大宗，病人跟家屬可以當著我的面高談闊論、對著我狂笑，我卻一個字都聽不懂XD，而來自東南亞各國的語言夾雜著七彩頭巾亂竄，成為我每日所見。

本文建議搭配音樂
席格若斯〈美夢成真〉
Sigur Rós〈What Dream May Come〉

最讓我怵目驚心、也最心疼的一句話則是：「離開了大城市、鄉下地方的生命力都很強。」

這句話其背後的真實意涵代表著：城鄉資源嚴重不均！

如果不是強悍的生命力，根本撐不下去！

以為只有新聞才會報導到、以為很遙遠的傳說，在我眼前多如牛毛。這麼近、這麼令人屏息，彷彿呼一口氣就直接貼面的感受。

我之前怎麼卻置若罔聞呢？這讓我不禁懷疑起過往所被灌輸跟所在意的價值，是建立在怎樣不實的基礎上。

同樣是這座小小島上的小小人民，卻有著天與地的不平等差別待遇，他們知道嗎？眼前這些對著我笑、鞠著躬搬進五箱水果分送醫護人員、我何德何能能幫上綿薄之力的樸實病患們，知道嗎？

然而，他們只是笑笑，揮揮手，繼續用強悍的生命力，生活著。

‡ ‡

鄉下地方外科醫師很少，基本上是什麼科的醫師都很少，有執照的、受過專科訓練的，比「一個農會裡分配到能夠配種的豬公還少」，我的豬農病人阿嬤這樣形容（憋笑）。而「血液腫瘤科」更是少之又少，就像豬公中的冠軍被稱作「豬哥」，那樣的稀少。

鄉下醫院配合鄉公所，會有合作的醫學中心定期派出血腫科醫師出診。

我好奇的問：「出診？電視劇上面演的那種，騎腳踏車、拿個醫師包？」

醫院內的社工師阿海笑說：「沒有那麼傳統啦！我們都會開車去訪視個案。」

好奇之下，我趁空一起跟了去。

出發後，血腫科醫師「法師」在車上大致簡介了這次要去探訪的病人。

「阮氏阿姨，嫁來臺灣之後生了兩個小孩，都念小學了，結果被先生家暴，好不容易熬到先生因酒精性肝炎過世，卻發現自己罹患白血症末期。」

阿海嘆口氣：「講來實在很可憐，這些離鄉背井的女子，在自己國家也有良好的學歷，卻為了賺錢養家，付出大半輩子青春，來到這裡，也沒有被我們的政府好好保護，面對家暴，居然只能用熬著等先生過世這種方式處理……」

法師繼續說：「現在比較麻煩的是，阿姨已經進入安寧階段，但她最放心不下兩個小孩，還不知道要怎麼跟他們開口。」

到了家訪的住處，那是一間小磚房，房內雜亂，我們只能勉強立足在被褥跟雜物之間。阿姨躺在床上，連起身的力氣都沒有，只得無力的對法師笑了一下。

趁著法師幫阿姨量血壓、做身體理學檢查時，我環顧著四周，內心只感到汗顏。最明顯挪擠出空間的活動區域，貼滿了小孩的繪圖跟獎狀。一盞陳舊的小檯燈，桌上的鉛筆已經削得短到剩下不足三公分，證明它的主人是多麼認真地使用著它。

阿海正與里長討論著之後小孩要託付給哪邊的親戚收養的問題。法師嘆口氣走了出來。

「情況很不好啊……」

「所以……要去醫院嗎？」我問。

法師搖搖頭。

「那……阿姨也是要最後一口氣在家裡的？」

不同民族性、不同處理法，但殊途同歸。

法師低頭：「對，之前還有遇過病人的宗教信仰，是在斷氣之後全身包裹白布，用最快速度送回自己國家才能下葬。但對阿姨來說，臺灣已經算是她的故鄉了，她這樣讓我陸陸續續追蹤幾年，家鄉的親戚也差不多都走了，她最終的希望，還是這兩個小孩能夠留在臺灣。」

我不禁想起了一句美國俗語：「Fresh Off the Boat.」形容華人移民初來乍到，滿懷希望與理想。同樣的，現在我們生活的周遭，有多少懷抱著夢想跟希望的移民，誰又能想到最後終曲會是這樣的情況？

「她的止痛劑已經加到最強，也吃不太下流質了……」法師轉頭回望著小磚房：「我看，下個禮拜回診時間太久，我幾天後自己抽時間再過來吧，拜託里長跟隔壁鄰居多注意一下。」

這時，遠遠傳來小孩嬉鬧的聲音，原來是阿姨的一雙兒女從國小放學回來，姐弟倆邊走邊打鬧，開開心心的經過我們面前。

姐姐特地停下來鞠躬：「里長伯伯好。」

弟弟則是鑽進房裡，裡面傳來阿姨越南人低聲軟呢的語音，與小孩撒嬌的歡愉。

我們一行大人，沉默無語。

法師聲音乾澀：「我很希望，儘管已經見過這麼多次這樣場面了，我還是很希望，能夠再幫上什麼忙，再多一點時間也好……」

回程的車上，我們沉默著。

我想起當年在北部求學，逢週末時發現火車站被移工跟新住民圍繞，彷彿成為另外一個國度時，周圍朋友的厭惡表情。

我想起，遇到齋戒月的外籍朋友不吃不喝、連水都不能入口時，同行人的疑惑跟不解。

我們生活的周遭，還有多少這種明明很靠近、卻因為不理解而排斥著，連最基本的尊重都忘記，最後越陷越深的「沉默螺旋」呢？如果不能用對待「人」最基本的態度，是不是應該好好的回過頭來，睜開眼睛，好好去看？

‡ ‡

又過了兩天，法師自己開車來了鄉下醫院，這次他用的是自己空閒時間，也就是「不支薪」義務性質。

法師車上同樣載著我跟阿海，他一路上喃喃自語：「我實在很擔心……」

我淡淡的說：「你是血腫科的耶。」

潛臺詞就是：這種情況應該遇到很多次了啊……

他知道我的意思，說：「血腫科都是這種病人，但每次都還是跟第一次遇到一樣。」

我也懂得他。

每次要送走病人，陪伴臨終，都還是跟第一次一樣揪心。

想想，選擇血腫科，也很需要某種強大的心靈素質吧。

當車子靠近小磚房，我們馬上察覺有異，因為門口聚集著里長伯跟常來輪流照顧的鄰居，還有阿姨同鄉的姐妹們。

法師大步向前，我從嗚咽的人群中看見法師低垂的肩膀，已經猜到了端倪。

里長表情凝重：「小孩上學後，剛剛鄰居發現的，擺著一大，吐了滿床血……已經慢慢有一些排泄物流出來……」

法師開口：「拿些紗布或小毛巾來，我來處理。」

我也捲袖上前。

阿海懂越南話，正在撥打著越洋電話跟阿姨家鄉的人通報。法師一邊處理，一邊低聲跟里長伯討論後續如何開立死亡診斷書。

飄忽間，我卻聽到此刻最不想聽見、卻又是這時會聽見的聲音：

「馬麻～～我們回來囉！」

國小下課時間到了！

所有大人都轉頭！

遠遠的，弟弟揮著圖畫紙從路口跑來；遠遠的，姐姐奔跑著，引得書包裡的鉛筆盒喀啦喀啦作響。

眾人僵住。

弟弟年幼，還沒察覺事情有異，穿過人群就往房裡衝；姐姐卻彷彿懂得了什麼，愣在原地，倒退了半步。

里長伯舉手想攔住她、卻也說不出話來。只見姐姐突然嚎啕大哭，也跟著要衝進屋內！

「把她攔住……先把她攔住……」法師哽咽。

阿海幫忙抓住姐姐：「小孩子那麼小、先不要……不要進去……」

姐姐拳打腳踢，力抗攔住她的阿海：「媽媽！媽媽！讓我進去！讓我進去！」

眾人幾近落淚。

屋內輕輕傳來弟弟的幼言稚語：「馬麻~妳醒醒~妳看喃，老師說我畫得很棒！」

屋外的姐姐用力咬著阿海的手：「讓我進去！讓我進去！」

阿海忍痛環抱住她：「還不要……現在先不要……」

里長進入屋內，把弟弟抱走。

弟弟轉頭問：「阿伯，媽媽有看到嗎？我很乖，老師說我畫很棒。」

里長拍拍他頭：「有，很棒。」
我已忍不住淚水奪眶。
夢醒了，
夢碎了，
夢，殞落了。
我低低的問：「如果知道會是這樣的結局，阿姨還會想要來到臺灣嗎？」
臺灣真的是……這些人的允諾夢想之地嗎？
一直安靜不語的阿海出聲了：「夢，還在。」

‡　‡

親愛的小姐弟，
你們的存在，
就是你母親最大的夢想跟希望。
將來，
請不要遺忘。
至少，
我沒有遺忘。

一起跳啊！

「學姐，妳現在在這邊，還會想開刀嗎？」

想起我曾經流的淚、老師們手把手教導過的傳承……

我究竟喜不喜歡外科呢？

醫學中心的兩個學弟妹阿鬼跟緹娜，因為輪訓到所謂「社區醫學」課程，而來到我所在的這間鄉村小醫院，整天跟前跟後，我彷彿又回到在醫學中心當年帶領大隊人馬的日子。

儘管我心裡非常明白，自己已經算是半個外科的逃兵了！只看門診、急診，偶爾幫忙會診，遇到要開刀的大型狀況，我都能閃則閃，畢竟，曾經被醫學中心那麼龐大的壓力與悲傷輾壓過，我，不想再碰手術刀了。

一個外科醫師說出這樣的話，真的很悲哀。

本文建議搭配音樂
聖女合唱團 All Saints
〈Pure Shores〉

緹娜學妹當年實習的時候跟過我，還記得當時她一臉崇拜跟興奮，直問我「女生走外科」的相關問題。

而如今，她看到我這模樣，會不會覺得……可惜？輕視？無論如何，我的生活是我自己要過的，只是當時倉皇逃出醫學中心的大牢籠，我的心理準備好像還沒建設到夠堅定——或說，跟那些棄醫改去自費健檢或醫美、到達所謂「彼岸」的那些同事比起來，關於離開，我還不夠堅定。

‡　‡

這天，我們三人組加上司機大哥，來到超內山的鄉公所，準備配合社區醫學的其中一個章節——「登革熱防治」活動。遙遠的山路顛顛簸簸，一早就出發的我們閒著無聊，在車上開始扯淡。

緹娜冷不防問我：「學姐，妳現在在這邊，還會想開刀嗎？」

我苦笑，浴血鐵打的醫學中心日子既然是得到那樣的回饋跟對待，那麼現在過得涼爽又輕鬆，有何不好？

只要我壓抑住偶爾心中浮現出來的疑惑……

緹娜不放過我，緊追著繼續問：「但妳不覺得，以前訓練那麼苦、那麼累，就這樣放棄……很可惜嗎？」

我嘆口氣，哪壺不開提哪壺。果然想走外科的骨子裡都一樣白目，但不知該怎麼回答，只好轉移話題。

「你們等一下到鄉公所，可能要搭配對民眾宣導，知道『登革熱』的臺語怎麼講嗎？」

兩個學弟妹聞言，頭搖得跟波浪鼓一樣。

「那……更年期？子宮？攝護腺？糖化血色素？胰臟？」

看著他倆面面相覷，我笑得更樂了！這些專有名詞的臺語發音，不會講臺語的我當年也是咬牙、用注音一個個學起來的。XD

得意洋洋的帶著他們抵達鄉公所，當地人員豪哥出來跟我們打完招呼，就帶著我們去看等著參加活動、順便領贈品的民眾。（是的，偏遠地區的鄉公所活動都要搭配贈送小禮物，民眾才會願意走大老遠來參加。XD）

一聽到滿堂久候多時的阿公阿嬤嘰哩呱啦，我也傻了！

客家語、排灣族語、還有印尼跟越南話……Orz

阿鬼見狀，一臉賊笑：「學姐，我不會講客家話，我看應該也不用講臺語了吧？」

……這個死傢伙，你可是大錯特錯了，這群人的共通語言，正是臺語啊！

等到簡單的衛教幻燈片放完，禮物（防蚊液）也一一發完後，眾人就一哄而散。

這時，豪哥站起身說：「好！接下來才是我們真正的重頭戲。」

啥？

看到我們三個一臉呆萌，豪哥大笑：「你們不知道？登革熱防治最重要的活動，就是要抓蚊子啊！」

蛤？

可惡！醫院當初怎麼沒跟我講這一段?!

豪哥一直催促，我們只好半推半就，一人拿著一個空水桶，就這樣開始……登山了！

喂喂喂！我……我沒有打算在上班時間登山啊！

原來，不知道在那個公務行政組織裡的哪個天才想的，要「量化」登革熱防治的成果，所以固定每隔一段時間，要上繳「捕蚊數量」做為成績。

聽到這令人無語的政策，一時之間我有點說不出話來。

阿鬼倒幫腔了：「這不是很蠢嗎？那我買幾臺捕蚊燈，每天把底部倒一倒就好啦」。

學弟，Good Job。

豪哥搖搖手：「所以啦，長官說這樣的成績也不能代表實際整治效果，所以……」

「取消？不錯嘛，他們也還是有點腦的。」緹娜欣慰的笑笑。

豪哥再次搖搖手：「不～是不抓蚊子了，改成『抓孑孓』。」

……啊不就好棒棒。

推回下巴，暫時收起滿心對政令主事者的「佩服」，我們開始邊登山健行、邊挨家挨戶的拜訪。拜訪居家庭院有無積水？積水內有無孑孓？當場撈起孑孓、倒掉積水，再對住家進行衛教，然後就是不斷的爬山敲門倒水再爬山……小小一個鄉，竟然每個住家的海拔落差可以這麼大！

當初豪哥還看著名單，輕鬆的說約莫就十幾戶吧！但！有的根本就是在對岸的山壁上，還要翻下坡、過山溝然後再上亂石路，才能好不容易到那住家的圍牆邊邊！

緹娜已經爬得快要喘不過氣了：「為什麼？這些人……要住在……這麼不方便的……地方……」

阿鬼也滿腹疑惑（夾帶崩潰）：「對啊！這裡上次風災時，不是才土石流過嗎？」

我疑惑的說：「而且剛剛進去跟住戶打招呼時，幾乎都是老老人跟小小孩……」

豪哥：「年輕人口外流嚴重啊！但這邊是從他們祖先起就住下來的地方，親友鄰居又都在附近，怎麼說都習慣了，實在離不開啊！其實住在這裡的老年人很多都自顧不暇了，衛生條件也不夠好，實在不能用你們大都市的眼光來看啦！」

「齁！我超討厭山裡……好多蟲……」阿鬼癟癟嘴，手還一陣亂揮。

我沉默，想著自從離開了習慣的大都市醫學中心之後，究竟有多少次，發現自己都是用怎樣充滿差異的眼光來看待生長在同一塊土地上的多樣性呢？如果不是真正走入當地，光憑網路上看到的、推廣文描述的，都無法真正傳遞出在地原貌。

豪哥淡淡的說：「其實我們只是小小基層，可是也一直跟很多團體合作，不定時的醫療服務團、社福團體都會來這裡幫忙，就像你們剛剛看到的，很多老人家連山坡上的田地都無法照顧，甚至連自己都出不了門，實在很需要別人幫忙。但不只如此，還有更多的問題，像是一些資源分配，在地人有沒有符合條件，都要依照規定發放……其實，政府跟各界都有很多的補助金進來，但這些對我們來說，就像即溶奶粉入了水庫一樣，治標不治本……」

看他這樣一口氣說了一大串，應該是感慨萬千很久了吧！

我想起在醫院見到的那些難得來看一次病，就要送花送果送小豬的謙遜老人家。我想起常常在門診捉襟見肘、難為無米之炊、遇到較複雜的病卻無足夠資源，無法為病人做完整治療，只能放棄的無力感……

離開大都市，以為能夠躲避的遙遠偏鄉平靜生活，卻又看到更多令人心疼的問題。接著，又聊到偏鄉的一些問題，像是既定印象的酗酒、檳榔、抽菸等，豪哥也感嘆：「這些問題都是一環扣著一環，如果不是在地沒有工作機會，人口外流、成就感低落、隔代教養……怎麼會有這樣惡性循環？」

我們一陣沉默。

「單靠外來團體宣傳式的幫助是沒用的，甚至最後演變成給了魚竿會嫌棄，還問『為什麼不給好一點的魚』。真的必須有真心又願意長久經營的在地人自己站出來，覺醒、推動、闡述、發聲，人家才會知道你們的問題在哪，該怎樣幫忙。」

豪哥喘口氣，翻過大片的山壁巨石，說：「好啦！辛苦你們了！這邊就是活動的最後終點！」

我們一抬頭，全部一起發出驚呼！

好大一個清澈深綠的深水潭！旁邊的溪水潑濺著，蜿蜒出一條小巧的瀑布，四周綠樹搖曳，溪水裡的魚兒翻身時，在河面閃出銀色亮光，遠方還有翠鳥飛過，證明這裡的水質之好。

美哉臺灣山水！

小瀑布跟水潭裡有許多當地孩童玩著、笑著，如同搭乘滑梯一般順著小瀑布噗通落入潭中，空氣中洋溢著嘩啦嘩啦的水聲跟笑聲。

豪哥大手一揮：「來啦！孑孓放著，鄉下地方沒別的好招待，就是這個天然的，別的地方可沒有喔！」接著，他甩開鞋、捲起衣袖褲管，率先一躍身跳進小瀑布！

緹娜也馬上跟進，整個人在水裡笑得好開心！還不斷吆喝著我跟阿鬼一起下來玩。阿鬼這個跟屁蟲，剛剛還一直抱怨說討厭山啊蟲的，現在也一頭栽進去，還起身玩了好幾回！

「學姐，一起來啊！」

看著大家開心的向我招手，心中慢慢地浮出一個聲音……

放手去吧！

我鼓起勇氣加入人群，手搭著旁邊小孩的肩膀，捏鼻、預備備——跳！

嘩——！

沁涼的潭水瞬間包浸住全身，真是超嗨！

穿透腦門的衝勁，一股衝掉了我藏埋在心的猶疑。

當緹娜問我：「學姐，妳現在在這邊，還會想開刀嗎？」

我終於明白，我打從心底都無法反駁，自己依舊悸動著外科魂。

難道就要這樣放掉我的一身武功嗎？

那之前又何必這樣打落牙齒和血吞的，撐完種種辛苦訓練呢？

我曾經流的淚、老師們曾經手把手教導過的傳承、同事的掙扎跟堅持……

最終的一個問題，我究竟喜不喜歡外科？

⁂

眾人的歡呼跟笑聲穿越了樹梢，比溪水還響亮，鞋子兀自滴著水，我們各自拎在手上，水桶搖搖晃晃著一路甩動，我們那天就這樣走回鄉公所，繳交近百隻的孑孓。

豪哥邊算邊紀錄：「一百四……一百五！好，這樣差不多了，剛好達到目標，一人五十隻。」

「要是數量不夠呢？」阿鬼好奇的問。

豪哥眨眨眼：「補足就好啦！」

原來，上有政策下有對策，他自己養了一缸，用來補數量。

還真是「整治極為成功」啊！XD

‡　‡

回到醫院後，我向院方報告：「我想，如果有機會，我還是可以安排開刀。」

我究竟喜不喜歡外科。

答案顯而易見。

2 CHAPTER

衝擊

一開始都是善意的。
彷彿路邊發的小包衛生紙那樣人畜無害，讓你不好意思拒絕加入。
當越來越多人加入，看似開放的遊戲規則開始限縮，
最後一步步把自己的權益跟話語權一併閹割，
自己被自己，陷於不義……

立意良善卻慘淪囚徒困境

〈

「評鑑」這個尚方寶劍，斬妖除魔，
卻讓更多醫護人員被不合理刪除費用、放大回扣。
或許有人會說，這跟民眾沒有關係。但你可能忘了，
每個人都會用到醫療——每．一．個．人。

一開始的初衷都是善意的。

彷彿路邊發放的小包衛生紙那樣人畜無害，甚至像在邀約：「只是一個小遊戲。」讓你不好意思拒絕加入。

加入之後，還因為手上有了小贈品而略感占了便宜，當越來越多人加入，看似開放的遊戲規則開始限縮，這時已經大難臨頭了，卻還不自知。

最後一步步把自己的權益跟話語權都閹割掉，陷自己於不義。

本文建議搭配音樂
強烈衝擊 Massive Attack &Young Fathers
〈Voodoo In My Blood〉

讓我們來說個故事吧。

‡　‡

我跟學妹緹娜在閒聊。

她是一心想要走外科，無奈周圍阻撓聲音過大而遲遲無法決定的ＰＧＹ。同期受訓的，還有散仙學弟阿鬼。

受訓階段中的一個課程是要下鄉接受所謂「社區醫療」訓練，要理解與醫學中心不同的中小型醫院處置，甚至是偏鄉衛生室所處理的大小事務。

簡言之，就是下鄉玩耍啦！

他們來到了這個鄉下小小小醫院，正巧遇到鎮守急診的我，就常常閒扯淡，這天，聊到了萬惡的「健保」。

阿鬼提問：「健保把各個老師、學長搞得七暈八素，到底是怎麼回事啊？」

緹娜點點頭：「對啊，光是我們在唸醫學系的時候，就聽老師們一直恐嚇說，將來我們出路會很慘，超可怕的。」

我笑笑，這麼大的問題，也不是三言兩語能講完：「要不，先來說說你們對健保的理解是什麼？它的問題出在哪？」

緹娜說：「感覺上就是人人互助，付少少的錢，萬一在危難病痛時刻，可以被回饋。」

「對，所以這是個保險？還是社會福利？」我反問。

阿鬼歪著頭：「差別在哪？」

「如果是保險，那為何不能像其他保險一樣，有多家公司喊價，而我們醫護人員自身反而沒有制價權；如果是社會福利，是不是只要給予全部民眾最基本、一定程度的照顧就好，而不是像現在這樣，包山包海還包醫好？」

緹娜一臉困惑：「可是，阿姨叔伯都說，有健保之後看病好方便、好便宜，連一些長期待國外的，都會回臺灣來看病。」

我點點頭：「嗯，沒錯。但便宜一定是好貨嗎？還有幾個問題，人民是否已經進步到能夠不貪小便宜、會為他人著想的階段？另外，物價上漲、通貨膨脹，怎麼可能幾十年來看病的成本反應在花費者身上，反而只減不漲？等價原則，就有一部分的成本轉嫁了，到哪？就是數量最少、開始默默用腳抗議、離開職場的醫護人員，他們的工時、薪資，都被剝削了。」

阿鬼又接著問：「現在各地的醫療環境都不佳，那當年大家怎麼會同意，甚至還整個加入健保呢？」

不只同意，還成為困境之中互相爭取有限資源的囚徒。

健保從民國八十四年開辦，其實就是急就章，只為了搭上選舉政績而完成，其實當時我就有聽過很多醫師在抗議，但問題是廣大群眾的從眾心態，讓當時的抗議無法團結。這要怎麼讓學弟妹們理解呢？

我決定換個說法：「很久以前有一套拇指文庫聽過嗎？裡頭有一本書叫作《浪潮》❻，當時我看完後震撼無比，故事是說美國中學的一堂社會課，課堂上老師講到猶太集中營數十萬人的大屠殺，竟是在全體德國人默許下，有效率的以工廠生產線方式進行。

「這時學生提出了疑惑：怎麼可能？這麼明顯、病態的行為，大家都默許了？難道沒有人抗議？怎麼會全部人都認同呢？老師就提出，就用一週時間來實驗看看吧！

「全班同學躍躍欲試，選出班上風雲人物當『首領』，成立小組，然後用評分獎賞跟孤立處罰的方式，讓認同理念的人自願加入，不認同的人逐漸被排擠。一開始從小事開始：上課時要對老師敬禮、見到首領要打招呼等，符合規範就能提升評分點值，最後成為『糾察隊』的一員，抓出其他人的違規行為。

「從眾心態加上嘗鮮有趣，全班越來越投入這場遊戲，就連隔壁班同學也加入，最後整個年級都受到影響。連課後社團活動也被拉進來，大家聚集、討論，身為糾察隊的自傲跟享有特權讓眾人羨慕；越來越多的規範，甚至開始影響到課堂。

「有人提出了質疑：有必要這樣嗎？卻馬上被同儕逼迫到認輸求饒。整個學校就像陷入了浪潮般被捲入崩潰邊緣。等到社會課上，老師問學生：『實驗的觀察結果如何？』同學才發現已太過投入，忘記了原本是在立意良善、看似無害的前提下進行，

❻《浪潮》（The Wave），莫頓・盧（Morton Rhue）著。莫頓・盧為美國小說家托德・斯特拉瑟（Todd Strasser）的筆名。此書也被改編為電影《惡魔教室》（Die Welle）。

卻不由自主的陷入瘋狂。」

說完這個故事，緹娜跟阿鬼瞠目結舌。

我繼續說：「很多攸關自身的事物規範，當定奪權不知不覺轉移到別人手上，反過頭來框住自己綁手綁腳時，是很難察覺的。你們知道健保始辦之初，甚至為了鼓勵大家加入，還贈送讀卡機嗎？」

從現在的角度看，鬼才會要那鳥讀卡機！但當時真的有診間加入，拿到後還沾沾自喜。看看現在健保之下，多少醫療單位關門倒閉，小小一個島，卻有多少財團醫學中心？

腸胃炎住院，本來中小型醫院當天排住院即可三天後出院。當選擇只剩下醫學中心時，在急診走道風吹雨打三天，還不能上病房。這到底是福還是禍？

甚至還引進「評鑑」這個尚方寶劍，斬妖除魔，卻讓更多醫護人員被不合理刪除費用、放大回扣。

或許有人會說，這跟一般民眾沒有關係。但你可能忘了，每個人都會用到醫療。

每一個人

前段時間惹得諸多媽媽天怒人怨的「母嬰親善政策」，過度強調「母嬰同室」、

「全程親餵」，卻沒有給予媽媽足夠的休息、拒絕的權利，也不給予幫助，急就章之下，只會用暴力方式疏通母乳，讓多少新手媽媽痛哭、恐懼、加重產後憂鬱。而這一切，只是因為「通過親善評鑑的醫院會有比較多補助」。

立意良好，最後執行卻扭曲變形。

這其實攸關每一個人。

所以，不要再說，這與我無關了。

緹娜問：「那我們還能怎麼辦呢？」

我堅定的說：「提問、自省、理解、闡揚、辨別。任何攸關自身的事情，都要去參與，不要停止關切，這也是人一生要不斷學習的。短暫的被給予利益，與最大最根本的原則牴觸時，更要謹慎小心。」

緹娜困惑的說：「那原則是什麼呢？」

「自由、民主、自決。舉例來說：網路上開始瘋傳的芝麻信用，用遊戲打分數的方式，在政府的監視下，被周圍朋友制裁，甚至會影響自身銀行貸款信用、出國簽證辦理，這到底是好或壞呢？」

阿鬼這時開口了：「嗯……那如果是針對健保呢？」

「起身，提問，尋找自己的答案。當一切都不可挽救時，站定雙腳，用力去FIGHT！甚至是退出健保也無不可！」

因為這是我們最珍貴的島，最重要的民主精神所在。

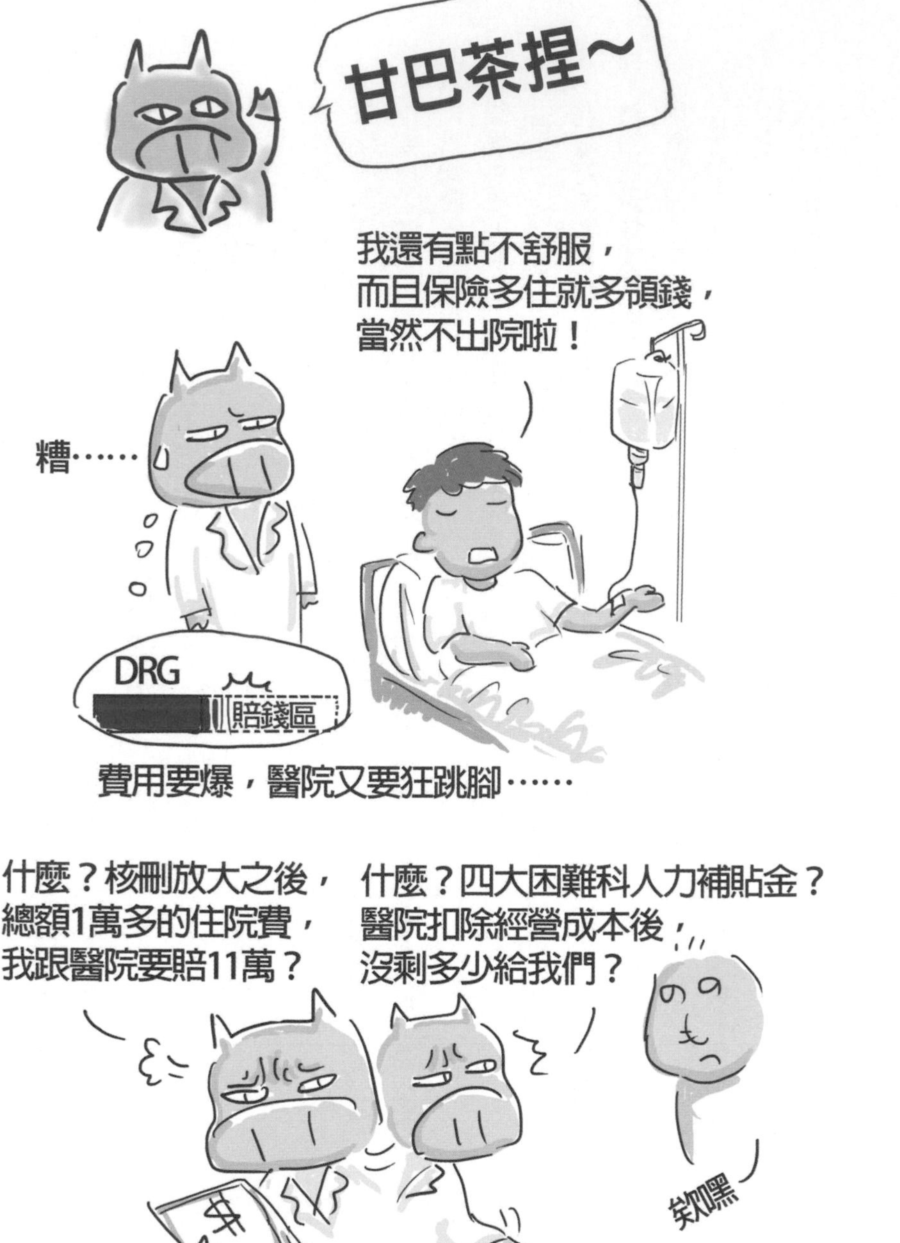
甘巴茶捏～
我還有點不舒服，
而且保險多住就多領錢，
當然不出院啦！
糟……
DRG
賠錢區
費用要爆，醫院又要狂跳腳……
什麼？核刪放大之後，
總額1萬多的住院費，
我跟醫院要賠11萬？
什麼？四大困難科人力補貼金？
醫院扣除經營成本後，
沒剩多少給我們？
欸嘿

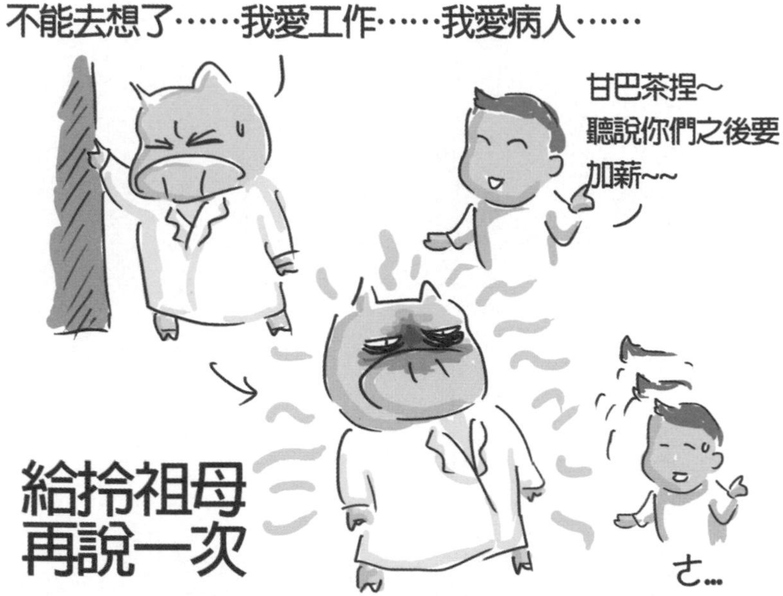

把之前的錢吐出來再說

女人何苦為難女人

看到整群護理人員殺過來的眼神，簡直快把牆給燒穿了！
我在心中第一萬次暗自慶幸，自己是醫師學長制的操兵訓練，
而非學姐制的宮廷鬥爭（抖）……

護理站裡，小護士玫玫眼眶泛紅，正在角落抽著鼻子整理東西，她今天被資深學姐小烏梅電了一整個早上，白班的事情都沒辦法做，拖到現在快要下午四點了，還沒辦法離開。

然而，這只是護理師日常工作的一部分。

我想要安慰一下她：「玫玫，我有訂飲料，討論室裡面桌上有多的，自己拿喔！」

玫玫神情還是低落，但我知道此時無聲勝有聲，如果他人幫著強出頭，玫玫以後的日子會更不好過。

本文建議搭配音樂
糖果盒子（Sweetbox）
〈Everything's Gonna Be Alright〉

這就是護理界中最奇怪的一個現象：女人最會為難女人。也難怪大小老婆鬥爭、婆媳問題、妯娌爭紛、姐妹世仇，永遠是八點檔花系列演不膩的橋段。

我悄悄問：「這次在吵什麼？」

玫玫：「學姐就說我紀錄寫得不好……可是，那是阿長（護理長）指派下來，因為學姐抱怨說她還要兼行政、趕專案，工作量過大，派我跟她一起share臨床的紀錄……」

資深一點的護理人員，除了臨床照護病人的工作已經夠重了，還要當小組長負責各種排班聯絡、會議準備；「趕專案」更是每個護理師的心頭恨，就像大學期末報告那樣，要自己從臨床角度去發掘護理可以加強改進的地方，寫出報告跟學會交差。

玫玫繼續嘀咕：「而且那個紀錄都是快要一個多月前的，學姐不熟悉電腦病歷格式，全部都用傳統手寫，只用簡單的數字記錄vital sign（生命徵象），要我自己照樣造句，打成整篇上傳，我只說了句『這樣時間隔太久了』，學姐就好生氣……還有上次我幫她的病人換藥，太痛了病人不滿意，寫投訴單牽連到她……」

聽完一整串委屈，我也覺得超無言。

但如果單憑玫玫的一面之詞就跟著一鼻孔出氣，那就真的「事情沒有憨人想得那麼簡單」。因為這個玫玫可是護理長的掌上之寶，在長官面前非常吃得開。儘管這是一間小醫院，人少到雙手可以數完，但只要有心，兩個人也可以分成三派。XD

於是，長官的倚賴變成縱容，公私不分的情況下，玫玫在護理站霸道橫行也不是第一天了。

沒想到阿鬼在一旁聽到，居然搭腔：「齁……妳們女人怎麼那麼難搞啦！事情不就很簡單？」

我笑說：「男生不要管太多女生吵架啦！」

阿鬼頗不以為然：「這根本很簡單好咩。」

結果就在著眾護理人員交班時，學姐們站成一排正在對學妹訓話，他直接走過去開口：「喂……」

正在打電腦寫病歷的我，瞬間挑了眉，察覺不對！

阿鬼繼續說：「你們護理師要有自己的專業追求啊！不要老把自己用服務滿意度綁死，女生互相幫忙女生嘛！有話好好講嘛，不要欺負人家學妹啊！」

我腦袋一轟，事情沒有憨人想得那麼簡單啊！

果然整群護理人員殺過來的眼神，都快要把牆燒穿了！

更神的是，阿鬼還不自覺神色自若的繼續說。（扶額）

我在心中第一萬次暗自慶幸，自己當住院醫師受訓時是走醫師學長制的操兵訓練，而非學姐制的宮廷鬥爭（抖）。

接下來這兩三天，玫玫過得更加戰戰兢兢。我問了她情況，雖然沒有像之前曾經聽說過在護士更衣室裡被霸凌、衣櫃潑碘酒那種誇張又可怕的狀況，但……

玫玫哀怨的說：「現在下班之後，大家都不肯跟我一起走，連聚餐什麼的都跳過我了……」

唉，果然是這樣。

相較於公私分明的外科醫界，每個人——尤其是男醫師——下班都巴不得快點離開，女性群聚的工作環境，卻很容易把私人時間也納入同樣的環境中。

簡單講就是「公私不分」。

這也就是為什麼女生吵架看似不慍不火不動粗，卻綿遠流長，讓人更感到痛苦。

沒想到護理師們吵的還不只這一樁，護理部公告下來，對於醫院內開始實施超時下班後，需要規避勞工局抽查，要求每位護士在下班準點時間先去刷卡，再回頭把工作做完，做完的時數不能報加班。

「再報加班，大家拿不到那麼多加班費，病房只能一直放ｏｆｆ（提前下班補足時數），人都放掉了，班很難上！很難處理啦！」這是上面的說詞。

我聽到時整個驚呆了！這明顯的違法行為，護理師們還真的一一照做！如果顯而易見有問題的公告自己都不去質疑，要怎麼由其他人幫忙發聲？

玫玫同期進來醫院的好朋友瑰瑰有著火爆脾氣，在護理大會上站起來砲轟，事後我聽到玫玫講這段時，真是佩服得五體投地。

但是，玫玫依舊很消極：「瑰瑰這樣不好啦……」

「怎麼說？」

「她這樣以後會很難過。」

我心疼的看著現在日子就很難過的玫玫，嘆了口氣。「瑰瑰是在爭取你們大家的權益，怎麼會不好呢？」

玫玫說：「她這樣太出風頭，遇到不滿就開嗆，已經很多學姐不高興了，都私下唸她不爽不要做護士，大可去做其他工作……」

就是這樣鄉愿的惡性循環，才造成護理界大小問題叢生，民眾也不了解其專業重要性，護理界除了宣傳「護理師正名」，也無法更有力去改善，不被叫作「小姐」，然後呢？

我繼續問：「但是你們有察覺問題，不是更應該站出來發聲？」

玫玫：「可是這樣就會被長官唸啊……我連臉書都不能亂放文章了，護理圈不好待，好多人都離職不再回頭，就是因為這樣。」

「那妳知道，早有很多護士都出來寫文章、畫插畫、甚至寫社論投稿國內、國外的新聞，要更多人重視問題，真的要自己站出來。」我搭住玫玫的雙肩搖晃：「如果一直害怕下去，只會被換了位子就換了腦袋的苛刻老女人長官刁難，一代代傳下去，然後護理界就垮了啊！」

玫玫露出懵懂的眼神。

我在心中暗自第一萬零一次慶幸自己，不是當護士。

‡　‡

雖然我是以一個醫師的身分來說醫療現場看到的故事，但醫療絕對是團體的能力呈現，所以我不曾漏掉每一個強調「醫護團隊」以及「其他醫療工作人員」的時刻。護理師、藥師、治療師、社工師、個管師，甚至傳送員跟清潔阿姨、書記、行政、志工……太多太多需要共同團結才能維持醫療體系的運作。

但是，為何光環總是只在醫師身上呢？

更直接接觸病人，在第一線直接察覺病患每個變化的護理師，絕對是一門值得尊敬的專業。醫師如果沒有護理師，絕對只能崩潰。

那麼，這麼重要的護理師，其學術上專業的派別，人際相處的問題，是不是該好好的釐清一下？

曾經有許多醫師以男性角度，想用外科般快、狠、準的效率直率地指出護理界內沉痾。但效果就像螳臂擋車，所謂「皇帝不急急死太監」，沒有自覺，無法發出自身的需求，旁邊再多搖旗吶喊也愛莫能助。幸好現在已經是網路時代，越來越多聲音、更多元的表達方式出現了。百花齊放，絕對值得鼓勵跟期待。

她們的眼淚

沒有任何援手、沒有親善考量，
這些進入生命另一章節的女性護理師們，一次次被現實壓榨。
根本是修羅場。

眼前走進一位女病人，包頭包腳還戴著口罩、身穿大外套，身後跟著一臉憂心忡忡的先生。

還沒坐下，我就開問了：「還在坐月子？第一胎？哺乳上有什麼問題？」

病人一臉驚訝。

不是我會通靈，因為我也完全經歷過一樣的時刻。XD

果然，病人正因為第一胎生產完後的乳腺炎前來求診。包得密不通風，就是為了這時期會有感覺異常敏感（Hyperesthesia）的問題，我親身體驗過，風一吹就整個雞

本文建議搭配音樂
混合甜心〈敬禮〉
Little Mix〈Salute〉

皮疙瘩起得異常難受。而病人時時刻刻想要達到親餵的壓力、不熟悉每個小細節的生疏、睡眠嚴重被剝奪的崩潰，都讓她焦慮到整個身體都生病了。

看著病人滔滔不絕講個沒完，彷彿看到當年的我。我微笑的拍拍病人的手，把她講不出口的潛臺詞說出來：「媽媽，沒關係，不管妳要繼續餵還是想要先停都可以，停了也可以繼續追奶，我一定會幫妳，現在最重要的就是妳自己。」

病人瞬間愣住，下一秒就紅了眼眶，爆哭：「我好累……我真的好累……我怕醫師妳罵我為什麼停餵母乳。我也好自責……可是再沒多久我的月子假就要結束了，得回去上班……我們有經濟壓力也沒辦法放產假，但是小孩子的狀況都還沒有調整好……」

聽到這番擔憂，我也跟著鼻頭一酸。

我懂，完全懂。

抽出衛生紙，給病人跟給自己一張，想起了當年我的好姐妹護理師的故事。

‡　‡

凱蒂躲在醫師值班休息室哭泣。

一般來說，護理師是很少踏進醫師值班室的，太髒，太亂，除非醫師睡死、電話又打不通，必須得進來叫人時才會出現。

這間值班室在加護病房最最最角落、靠近側門的地方，除了要進出加護病房時大門有訪客被塞住，一般人很少經過。是個鬧中取靜的小綠洲。

偏偏就在我值班隔天，已經呈現半彌留狀態時，依稀聽到門外傳來啜泣聲，我在醫院從～來～沒遇過靈異事件，此刻也毛了起來！鼓起「拎祖母外科誰敢吵我睡覺」的勇氣，探頭一看……

竟然是好姐妹凱蒂倚著門邊在啜泣（是要嚇死誰），不過眼看情況不對，我趕緊找她進來坐坐聊聊。（坐之前還得先把沙發上積了幾年份的垃圾跟論文清走）。

說到凱蒂，真的要稱讚她一下，俐落能幹又剽悍，真是我的好榜樣！

ღ(・´ェ`・ღ)

曾經有一次值班，我遇到加護病房內臨時要裝葉克膜。

往往這類複雜的機器推出來時，大家都會蜂擁而上，七手八腳的完成心外醫師指揮。等到機器運轉順利，才是我們留守的加護病房醫師苦難的開始。

因為這類機器的監控指數有夠多、有夠複雜！每個小時就要不斷檢查數據變化，基本上就是沒空休息。但在密密麻麻的醫囑當中，凱蒂就是能一眼看出問題所在，直指出錯誤的那種專業重症護理師！

我曾經還埋沒在醫囑開立檢查單的汪洋大海當中時，凱蒂已經一掌拍下病例

（嚇！），馬上掄起電話打給二十四小時待命、葉克膜團隊的體循師葉先生。

「你那個XXX真的是要達到QQQ？」

然後又打給心外醫師：「你醫囑是不是開錯了？人家葉先生說XXX不用達到QQQ，只要能夠ZZZ就好！」

聽得我在一旁冒冷汗！她的專業跟經驗就是這樣無人能及，果然是心外醫師寫錯醫囑，當時我還在佩服凱蒂這護理師好強！她已經轉身壓制隔壁床躁動要拔管的病人。

我佩服的問：「欸，妳真的就這樣打電話去問唷？」

凱蒂睜著一雙明澈的大眼：「當然啦！有什麼好怕的？」神情坦率，實無絲毫作偽之態，佩服！

如果是身在武俠世界，想必是能一敵兩千的一等俠女！既然是這樣一個奇女子，怎麼可能還會有打擊讓她傷心落淚呢？我好奇一問，氣色很差、眼神無光的凱蒂，又開始落淚了……

「妳知道我剛做完月子……」

我點點頭：「對啊，妳家女兒好可愛呢！」

凱蒂接著說：「現在已經快兩個月大了，到現在……我家妹妹還在親餵。」

我大驚：「什麼？妳上班要怎麼親餵？」

凱蒂眨眨眼、淚水顆顆掉落：「我也想要改過來，但是妹妹怎樣都不肯改成瓶餵，我上班時間用手擠然後冰存，她也不喝，一定還是要親餵，真的很累……」

我疑惑的問：「那妹妹現在誰照顧？」

凱蒂回答：「我婆婆。我媽媽不在了，多半是她在顧，老人家是為了我好我知道，可是她得要每隔幾小時跑來醫院一趟，讓我親餵。」

我抽一口氣：「這樣老人家哪受得了？有沒有辦法找保母？」

凱蒂搖搖頭：「沒空找……之前找的保母臨時辭掉，我們還要花下班空檔時間一個個去看、去評估，我真的好累，下班都快軟腳了，但沒有人能幫忙找啊！現在那麼多保母虐童的社會新聞，看了實在好可怕，還是要自己看過才放心……」

我深深嘆一口氣。

沒有任何援手、沒有親善考量，這些進入生命另一章節的女性護理師們，一次次被現實壓榨。

「我有經濟壓力，沒辦法放長時間的產假，可是這樣蠟燭兩頭燒，現在自己身體也垮了，乳腺炎好幾次我都咬牙撐過。但我婆婆這樣往返接送，有一次開車跟人家擦撞後，把氣出在我頭上，這些我都忍了……」凱蒂吸了吸鼻子。「今天又被阿長指正，說我負責的環境清潔5S沒做好……」

5S是整理（Seiri）、整頓（Seiton）、清掃（Seiso）、清潔（Shiketsu）及紀律（Shitsuke），是護理界用來評估工作環境的項目，換句話說：搶打掃阿姨的工作。評估時桌椅要一塵不染，所有杯碗瓢盆都收到看不見影子，等評估一結束，所有東西又像驚蟄的蟲子破土般爬出地面，那畫面超有生命力，而這就是虛應了事的病房5S。

「我一整個情緒上來，把種種狀況跟她說，她居然跟我說：誰沒當過爸媽？工作如果被家庭影響，那乾脆不要做，警告我不准再帶小孩來！她自己也是苦過來的，怎麼就覺得這環境合理，我身受其害就應該吞下去？她還說，我現在如果把班表做什麼大變動，會害到其他同事，同事已經很反彈我這樣中斷出來餵奶，之後再改班表，大家會很難看！」

凱蒂換口氣：「最後一根稻草，是剛才我婆婆抱妹妹來加護病房門口，讓我親餵完後要走前，說了一句話：『要不是妹妹已經狂哭六小時不給人家瓶餵，做媳婦的還要車禍扭傷腳的婆婆來來去去，都會講給人家笑。』她怎麼捨得讓小嬰兒餓那麼久……」

家庭、工作，還有永遠是心頭肉的孩子，在沒有奧援的情況下，全部責任都落在一個所謂「媽媽／護理師／哺乳者」的身上。

根本是修羅場。

我感覺到凱蒂整個內在正分崩離析，卻愛莫能助。

‡　‡

追根究柢，不就是整個職場環境對處於此階段的工作人員，沒有親職友善的福利考量？如果能無後顧之憂，給予不同情況的人有不同的選擇權……不只是針對為人父母的上班族，自己生病了想休息、父母生病了需照顧，只要是生而為人都會有這樣的需求啊！但是資方的幫助在哪裡？公權力的保障又在哪？都當成人是運轉不休息的機器嗎？

我們不是螺絲！有聽到了我們的吶喊嗎？

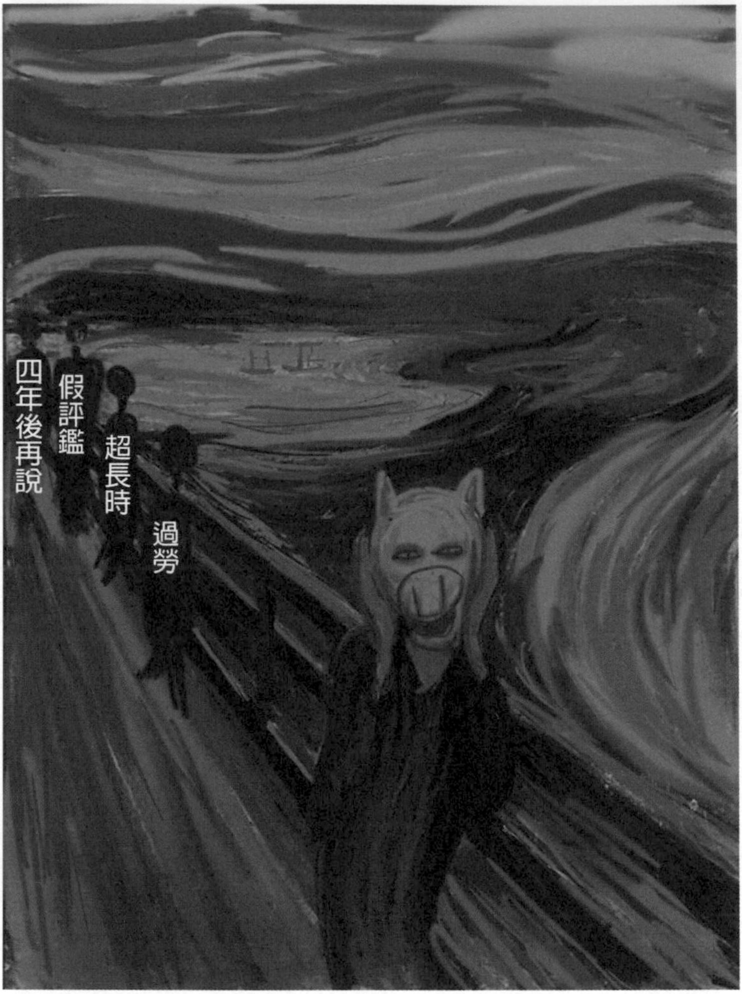

聽到醫療人員的吶喊了嗎？（創作改自挪威畫家愛德華．孟克（Edvard Munch）的畫作《吶喊》）。

如果有更靈活的產假時間可選擇，有專業認證可信賴的保母體系，有溝通良好的托嬰場所，有親職友善的工作場合，才能形成良性循環，讓人力更加充沛，讓專業不再流失，讓班表更有調整空間的方法啊！這不就是一個真正跳脫「少子化」、「人力流失」、「職場競爭下滑」等拖垮臺灣惡性循環的契機嗎？遠比什麼百萬獎金名句「孩子是最好的傳家寶」還真實貼切啊！

凱蒂擦乾淚：「我自己是護理人員，受專業的訓練照顧人，也熱愛護理工作。我理應知道什麼樣的環境才是合理適合『人』的，可是我沒辦法照顧好我的家人，最後連自己都沒辦法照顧好……」

她抬頭，望向我。

眼神中有了堅決，她已經做出了決定。

我知道，我又要失去一個醫療界裡優秀的好姐妹了。

都是這樣，明明熱愛護理，卻因為無法改善現況，所以走人。

一直、一直。

如果護理是醫療裡極為重要的專業，看著那麼多走掉的背影……

前仆後繼的新鮮人，妳們不怕嗎？

已經媳婦熬成婆的主管，妳們不感慨嗎？

現今還在臨床崗位上堅守一線的姐妹，妳們不怒嗎？

我講過，女人最會為難女人。

但只要想到，現在不改善，之後會貽害子孫，自己跟家人子女都會吞到苦果，妳，身為女人／女兒／太太／女友／母親／病人信賴的護理師，能熄滅掉心中熊熊燃起的捍衛勇氣嗎？

同樣，妳周圍的男士們：騎士就是為了捍衛淑女而存在，當看到自己的女伴必須吊著點滴上班；看到自己太太為了餵奶，飽受長輩批評。

身為爸爸想要幫忙照顧小嬰兒，卻發現尿布更換臺都在女化妝室內；身為爸爸想在下班時間準時離開接送小孩，卻被理所當然的要求加班；當全職爸爸顧小孩，明明是非常偉大的成就，卻被社會冠上「無所事事」……你不怒嗎？

性別的框架捆綁住兩邊人馬太久，其實說穿了，只要身而為「人」，自然有權利要求用自己想要的方式被對待，根本無關性別，這是平等的，這是與生俱來的。

人之所以為人，就該被當人對待。

這就是「人權」。

因為職場沒有提供更符合基本的人權，太多專業的護理師離開了。計算她們從學生、受訓到就業累積的經驗及社會成本，還有以後可以發光發熱拯救的人命，帶領新的一代護理師前進，這些寶貴的資本，在離職之後化為烏有。這花費遠比公司設立托嬰中心、給予不論男女職員足夠的生產假等，還要昂貴上數萬倍。

拜託，請讓赤忱的熱情，繼續在崗位上救人吧。

⁜　⁜

事隔多年，再見到離職後專心幫忙先生事業的凱蒂，她依舊開懷又豪邁，我們互相吐槽完對方，轉身帶著各自的小孩離開。

我轉頭，只見她纖腰扭處，一聲清嘯，已然騎車而出。清嘯迅捷之極的遠去，漸遠漸輕，餘音裊裊，良久不絕……❼

❼ 此段文字描述構想取自金庸《越女劍》。

葉克膜（Extra-Corporeal Membrane Oxygenation，縮寫ＥＣＭＯ）

當病人有緊急心臟或肺臟功能問題時，「暫時」撐過危險期的人工心肺機。它利用「人工心臟幫浦」將急性心肺衰竭患者的靜脈血液由股靜脈引流至體外，經「人工肺氧合器」進行氣體交換後，再輸回患者動脈或靜脈內，暫時讓患者度過生命的危險期。

對於心內膜炎感染到心臟爛掉、嚴重流感疫情爆發又缺乏疾管控制後，導致多人嚴重肺炎、甚至是急救按壓完心臟勉強救回一些心跳後的過渡性治療（bridging therapy），基本上都是萬分危急的狀況才會出動葉克膜。

但葉克膜不只是一臺神之機器。它的缺點也多多：從大腿截流出的血液，會導致雙腳發黑甚至壞死截肢；使用各種抗凝血劑可能造成各種出血、血栓、感染……更別說費用非常非常貴。

養一臺葉克膜，要好多人員組成二十四小時待命的「ＥＣＭＯ小組」，包含專業的心臟血管外科醫師、重症醫師、體循師、重症護理師等。可別以為葉克膜像掃地機器人，會自動完成使命啊！

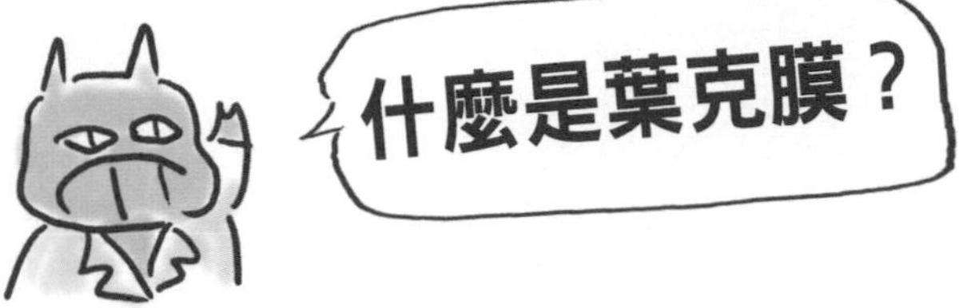
什麼是葉克膜？

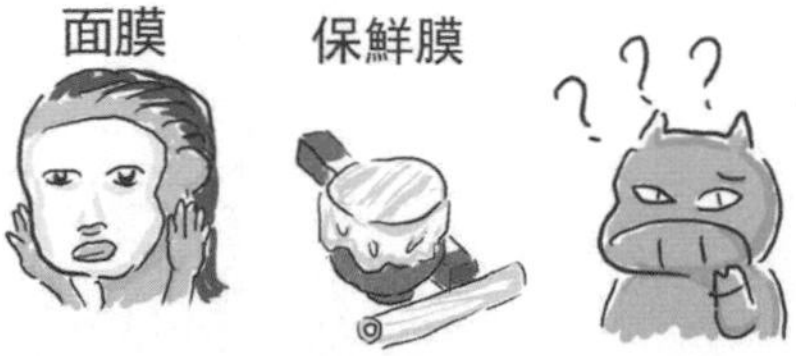
面膜
保鮮膜

那到底什麼
是葉克膜?

葉克膜是體外循環心肺支持系統
(Extra-Corporeal Membrane Oxygenation，縮寫ECMO)
簡單講就是人工心肺。

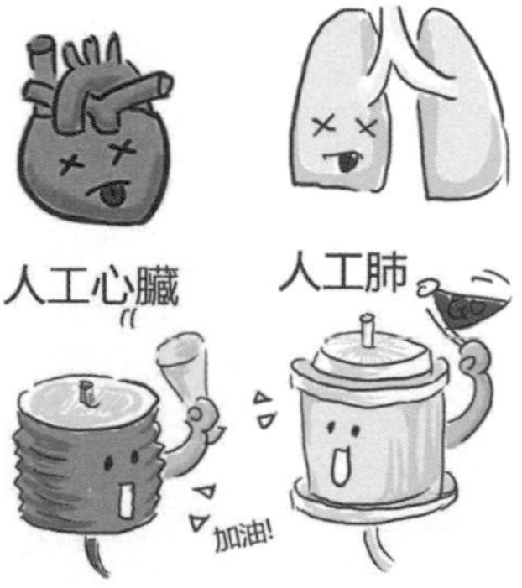
人工心臟
人工肺
加油!

當心肺有異狀，葉克膜可以用人工心臟的幫浦暫時取代心臟，用人工肺的換氧能力暫時取代肺（如：流感致肺炎時）

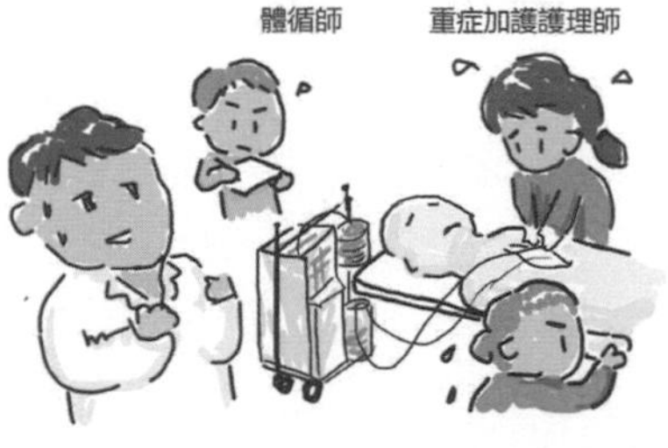

葉克膜需要非常專業的團隊，不是單靠機器，需長期培養人力，此次流感疫情崩盤在在顯示健全的重症資源更需政府遠見。

老師，不是這樣的！

「我永遠感謝老師的教導，但是我們已經決定不再被壓榨。
老師們，請保重身體，長命百歲，
以後我們真的生病，還要請你們多多幫忙。」

緹娜的大學同學之也是一位醫學生，在PGY的最後階段跟到最累最辛苦的內科組，某次的導生餐聚，她默默聽著老師們的高談闊論。

阿福師哀號著：「太慘了！這麼大一個醫學中心，第一年住院醫師二十三個名額，只收到七個！根本不夠分給後面的次專科，壞啊壞啊！」

她心中一凜，不作聲。

穆姨問：「真的這麼慘？怎麼會這樣？」

阿福師是風濕免疫科，腦中能反覆背誦上百條診斷標準，數十條項目中符合其中

本文建議搭配音樂
Ape Drums & Sam Spiegel Assassin
〈Mutant Brain〉

十一條就是A疾病、符合另外八條的是B疾病、非A非B但是排除掉其他五條的是C疾病……阿福師屢次在查房時信手拈來這些學識，自信得讓頭暈腦脹的之之好不佩服。

穆姨更厲害了！她可是血液腫瘤科呢！AML、ALL、CML、CLL、MM、MDS……複雜錯綜的疾病縮寫一堆，難搞又會死人的血癌、淋巴癌，還有其他各種轉移的、復發的末期癌症，都是她的天下！

之之提心吊膽等著她最尊敬的老師，如同其他前輩那樣開嗆：沒有志向啦、只想賺錢啦、自己降格成醫匠啦等等。

阿福師用力喝下一口紅酒：「整個大環境不友善啊！」

之之覺得好感動，果然老師還是多少知道點大家的苦衷。

阿福師繼續講：「我如果是高層決策人員，我就把預計給二十三人的薪水平均分給這七個學生，他們太值得敬佩了！而且，保證他們升遷為主治醫師。」

眾人開始計算這樣七人平均會得到多少薪水時，之之內心有個小小的聲音出現了——不，不對……我們才不是要這短短幾年的薪水……

穆姨笑說：「哇！這樣讓他們領三三〇%的薪資耶！」

阿福師點頭說：「合理啊！升遷主治的最大考量，不就是責任感、使命感？」

穆姨調侃道：「那是阿福大國醫以己身作為最盡責的示範囉！」

阿福師一臉得意：「拜託！我資深可不是白混的！」

的確，量產論文、跑健保資料庫數據、實驗室殺老鼠養細胞、檢驗科看抹片看報告、排穿刺排檢查排看門診查房，再約病人家屬討論再開會再報告再上課……阿福師幾乎以醫院為家了。就連這場餐會結束後，他還有一整個實驗室的老鼠要看。上次他跟國中（還是高中？）的兒子通電話，已經是一個禮拜前了吧！

穆姨嘆口氣：「可是我們這種科，面對死亡的壓力大，工時長，要念的書又多，健保壓榨、家屬動輒質疑打罵，我真的不覺得能有什麼吸引力讓新進住院醫師願意來。」

穆姨也幾乎算是嫁給醫院了，她忙到現在，依舊是單身貴族，熟齡的那種。

她轉頭，舉杯對之之微笑。「所以我真的很感謝有這個最佳PGY醫師來我們科，幫我們很多忙，敬她！」

之之為之動容，連忙回敬，一方面覺得慚愧。

眼前的老師無論身教言教都是楷模典範，不藏私的傾囊相授所有學識，循循善誘又處處體諒，已經遠比早年摔病例翻桌的老派師長們，好不知道多少倍了！

可是……可是……

穆姨問：「之之，妳這麼適合內科，真的不考慮留下來嗎？」

之之一驚：「沒有啦老師！我要回老家啦……不然我也想……」

阿福師拍拍她肩膀：「對啊，妳要去中部那家醫院的內科嘛！一日內科人，終日內科魂，以後妳在別間醫院內科，所學的知識跟所花的時間都不會是白費，妳在護理站寫病歷都待最晚，報告都準備得最好，我們都有看在眼裡。」

之之啞然失笑。

什麼時候，風聲已經變成她要去中部醫院的內科？

最後階段眾人諜對諜，要申請的科系幾乎是最高等級機密，越熱門的越神祕得像秘魯高原上的納茲卡線，詭譎匪夷。一下傳說甲和乙兩人要競爭同科、一下又說乙放棄退出改他科……

之之最想要加入的科系，就是無比當紅、熱門到同儕廝殺的五官科。

但之之心裡苦，之之不說。

她壓抑、順從太久了，就連身在餐會的此刻，她已經投單申請了全省多家醫院的五官科這件事，也是祕密進行。科內的人根本不知道。

之之為了拿最好成績，一直以來有多麼努力！不但每屆成績第一名、得書卷獎、跟著教授做實驗、爭取出國進修，還放棄掉很多遊玩的時間，婉拒掉會分心的交往邀約……該努力的、該拚命的，沒有少過任何一分。她沒有背景、又不是醫二代，一切的成果都是認真付出而應得的。之之就像披著無形的修女服，跪在祭祀臺上對發出聖光的五官科神明虔誠祈禱。

這時阿福師幾杯黃湯下肚，開始大聲了。

「壞了、壞了！現在醫生的抱負都沒啦！大家都走五官科、復健核醫病理這些二線科，不用直接面對死亡跟壓力，急診也沒落啦！婦產科更慘啦！外科也是！以後我要找誰開刀啊？」他邊說邊搖頭：「要毀了啊！整個臺灣醫界！醫生不把救人當第一志願，只想著賺錢賺錢、搞醫美，這樣怎麼得了啊！」

也喝了幾杯紅酒的之之，突然感到一股熱氣湧上。

「老師！不是這樣的！」

眾人驚訝的轉過頭！

阿福師已經有點大舌頭：「什麼不是這樣？」

之之眼看藏不住，只好豁出去了：「醫美或是自費，都是符合醫師執照可以合法執行的醫療行為，在沒有危害社會的情況之下，為什麼要把它汙名化呢？」

之之感覺憋著兩萬年的話，一股腦都冒了上來：「老師，您當年的抱負經過時空變遷，現在已經完全不同了，您知道我們這些新生在醫學系時，有多少人恐懼醫療糾紛跟過勞問題，大一就轉學了嗎？

「老師，您知道我們像是實驗白老鼠，被強加要到內科、外科這些辛苦科的實習跟PGY時間都一直拉長，照理來說，我們有越多時間接觸這些科別，就越能理解跟同感才對，但為什麼人還是一直逃掉？原因就出在你們這些資深醫師身上啊！

「在你們身上，我們看不到自己的未來。我熬上十年、二十年，依舊過著像老師你們這樣——恕我直言——『奴性』的生活嗎？沒有自主權、沒有家庭時間、沒有追求個人成就的空間……老師，不用說未來，我光是現在就覺得一片黑暗……」

眾人一片沉默。

之之還不打算收手。

「我前幾屆的學姐，甚至實習一結束就不願進醫學中心被壓榨，直接去自費診所了，她臉書放的是跟小孩出遊的照片，我呢？我不知道值班完手機還有沒有電讓我上網！」

「老師，你不能說我們這些新出爐的醫師就是魯蛇，我們也是用出走來抗議不公的體制！一開始我們也依照遊戲規則在提出建議，但有改善什麼嗎？除了被冠上草莓族標籤、被摸頭，被扣上『道德』的大帽子之外……

「我們繳交勞保費只是為了避稅，卻不受勞基法保障！連繳交都是醫院幫我們決定，有醫師見義勇為踢爆這些不公不義，血汗醫院內部的潛規則被揭穿，但是大家是怎麼把他逼退的？

「更別說最讓我傷心的那次……過勞死在宿舍馬桶上的那位同學，是我很好的朋友，那次在宿舍的999（急救廣播），我也有去……」

說到最後，之之渾身發抖，現場一片鴉雀無聲。

當時同學的未婚妻哭倒在急診，急救自己的同事這件事情，打擊了多少醫護人員的心，都還歷歷在目。

之之深吸一口氣：「老師，那時候我聽到醫院反駁過勞死時，你也贊同。我們拉聯署，你拒絕，叫我們學生別搞這些有的沒的，念書就好別跟體制打架。但只有改善體制，才能讓整個大環境永續，新進者才能源源不絕啊！那次起，我就決定要出走了。我不要過跟你們一樣的生活，你們所有的教導都是白花時間，我根本不用學會那麼多鑑別診斷、累積臨床判讀、查閱資料看論文……然後值班值到頭昏眼花之後，死活自負。

「醫師納入勞基法，你擔心薪水會減少，講出口的卻是『病人時間到會被丟一邊沒人照顧』、『當病人還沒有得到維持醫療品質的承諾時，不該急於先保護醫師』。現在人力少到值班出問題，火燒到你們了，才開始端出治標不治本的奇門遁甲之術，什麼設立『專責住院主治醫師照護（Hospitalist）』、『強制醫美醫師回流』……從根本改善醫療勞動環境才對啊，這是年輕醫師最根本的痛！」

之之站起身：「我永遠感謝老師們的教導，我會每年寫卡片，像是悔過書一般，向您問安。但是，我們很多人已經決定不再被壓榨，要各自找尋生命的出路了。所以，老師們以後你們要自己值班了，電腦不會用也沒人幫你們了，常開立的藥單我會把字體放大貼在護理站，畢竟老花了不容易看清楚。最重要的，最重要的，老師們，保重身體，長命百歲，以後我們真的生病，還要請你們多多幫忙。」之之用力的一鞠躬：「老師，對不起了！」轉身走出餐廳。

留下阿福師跟穆姨面如死灰，面面相覷。

這時之之突然回頭補刀：「喔對！最新消息！這屆本來說要來的七個人已經被我們勸退了兩個，剩五個了。」

‡　‡

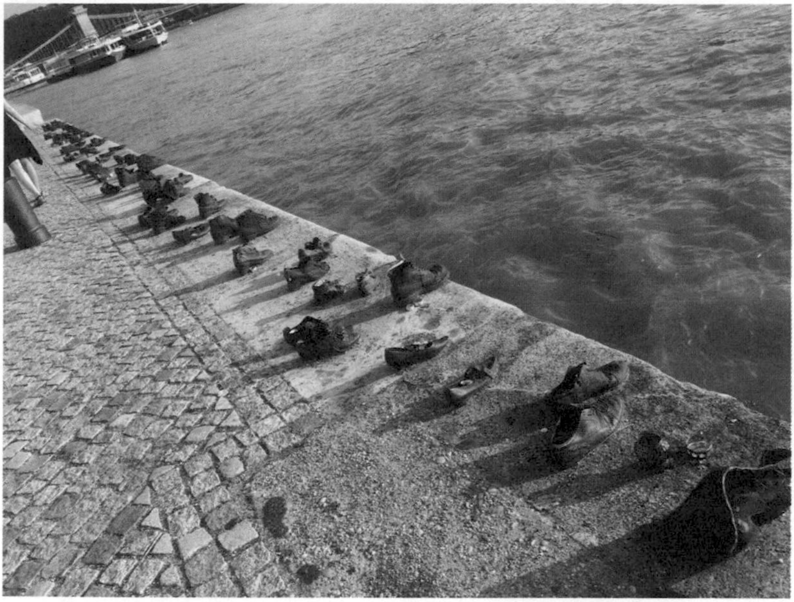

布達佩斯多瑙河畔的雕塑，用來紀念戰爭期間被槍殺墜河死亡的猶太人。

二次大戰時，德國牧師馬丁說：

「當納粹黨來抓猶太人的時候，我沒有站出來為他們說話，因為我不是猶太人。

當納粹黨來抓工會的人的時候，我沒有站出來為他們說話，因為我不是工會的人。

當納粹黨來抓天主教徒的時候，我沒有站出來為他們說話，因為我是基督徒，不是天主教徒。

當納粹黨來抓我的時候，已經沒有人為我站出來說話，因為他們都被抓走了。」

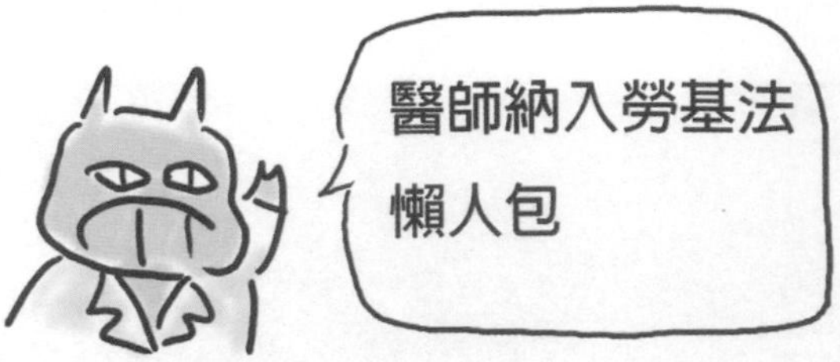

Q1：醫師幹嘛吵著要加入勞基法，薪水不是很高？

並不是!

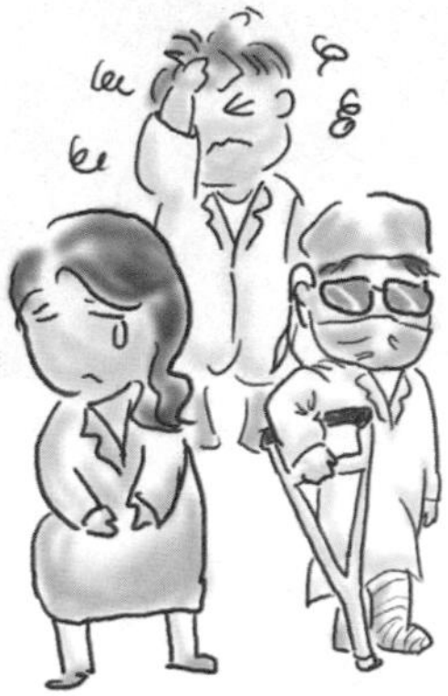

在長年健保箝制之下，醫師就跟一般人一樣，為高密集勞動行業，過勞、超時、流產、傷殘……時有所聞，卻毫無勞保的加班費，撫卹、工傷等保障，但這些是基本人權！

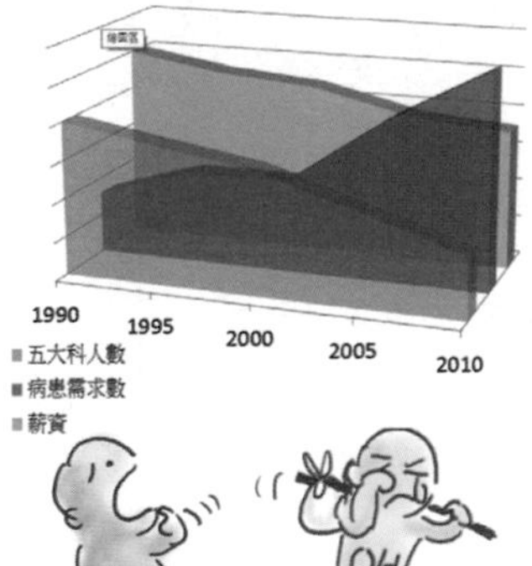

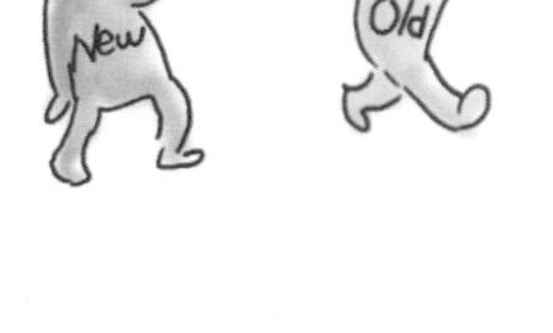

目前健保預計針對住院醫師納入勞保方案，延後八年實施。然而長年下來，五大科（内外婦兒急）缺乏新血，資深流失，薪資所得也大幅下降，老化又濫用醫療資源的臺灣，等得到八年嗎？

Q2：醫師納入勞基法，下班時間一到就會丟下病人不管？

錯!!

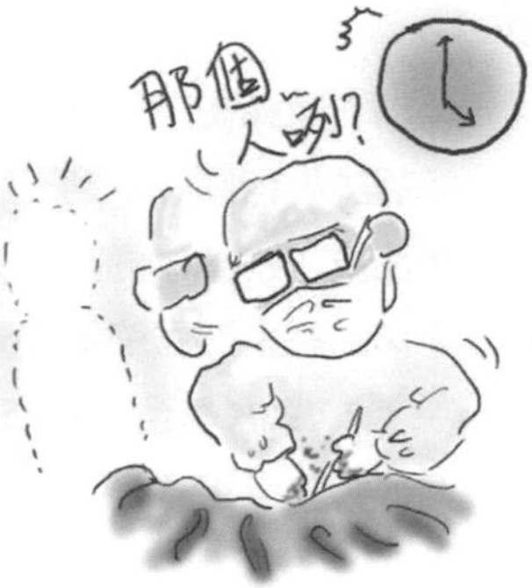

責任制的醫師，勞基法並不會限制加班，但是理應要有加班費，卻不曾給過。數年來錯誤的壓榨，不代表將來要繼續延續。

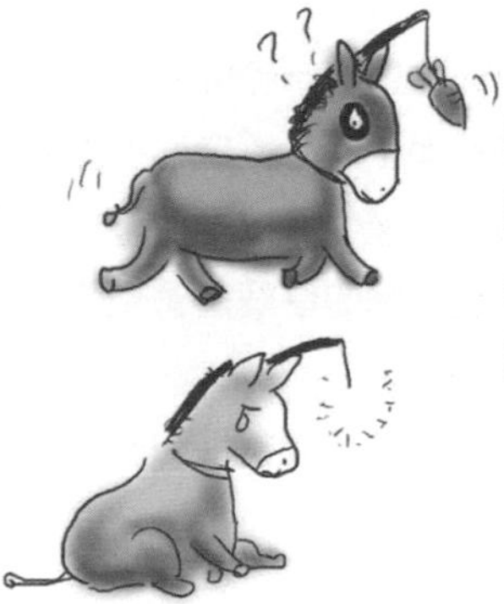

要有動機及鼓勵才能繼續前進，然而五大科醫師值班，長久以來沒有保障，又缺乏鼓勵，要怎麼前進？

Q3：住院醫師有工時保障後，會訓練不足?

錯!

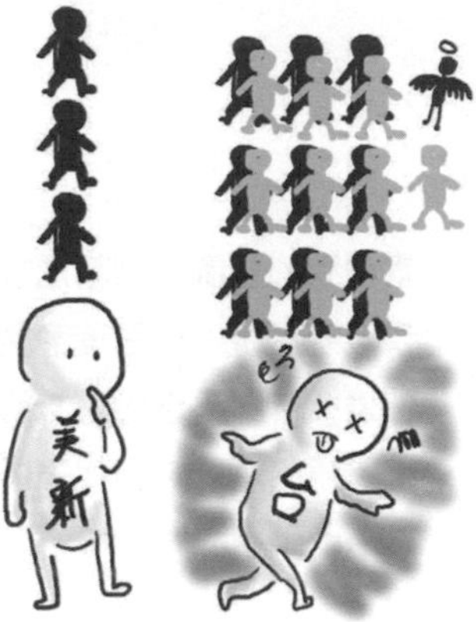

新加坡及美國加護病房內，住院醫師平均照顧不到三床，無損品質。台灣檯面數字上平均十床，背後隱藏的數字就不用說了！(筆者甚至有到35床) 危及病患安全甚巨！

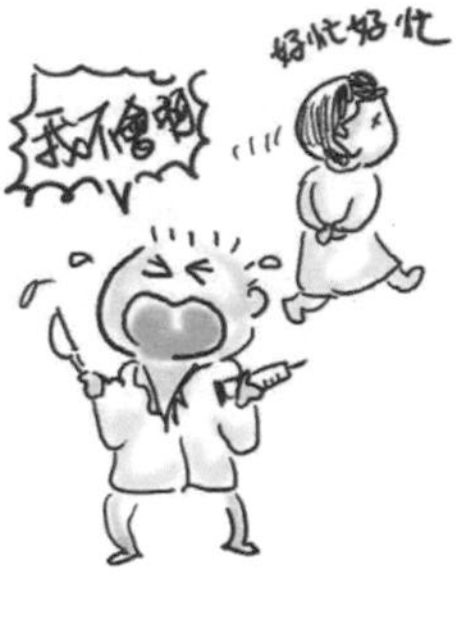

更重要的是臨床老師有沒有給予足夠的教學？而不是自己被工作剝削到沒空教學，趕鴨子上架，讓理應受完整訓練的住院醫師變相成單純的人力!!
醫師們更應起而爭取自己的權益，而非向下壓迫！

Q4：住院醫師納入勞保，多出來的工作就轉嫁給主治醫師？

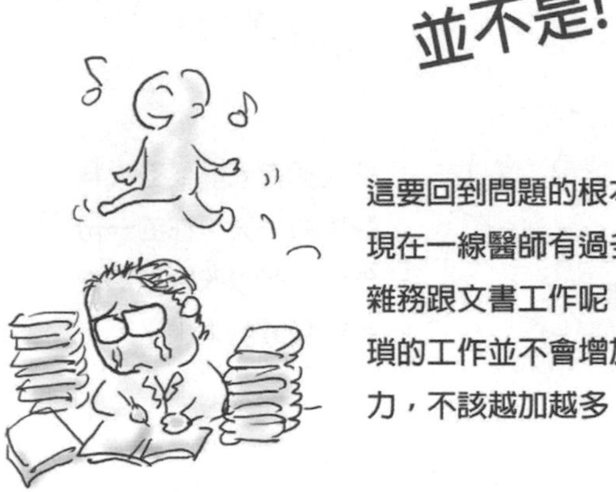

這要回到問題的根本，為何現在一線醫師有過多的臨床雜務跟文書工作呢？這些繁瑣的工作並不會增加專業能力，不該越加越多。

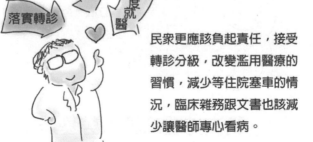

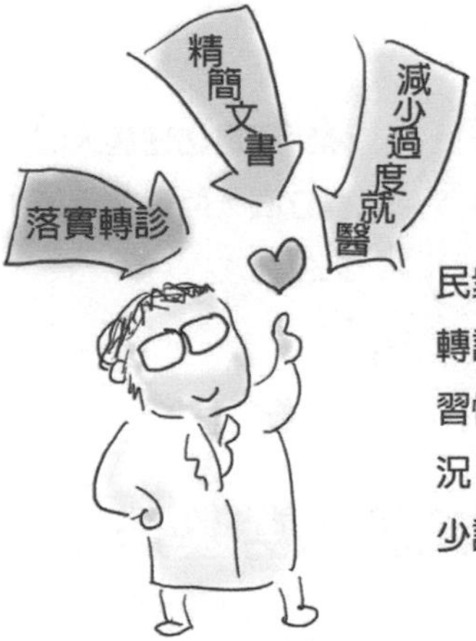

民眾更應該負起責任，接受轉診分級，改變濫用醫療的習慣，減少等住院塞車的情況，臨床雜務跟文書也該減少讓醫師專心看病。

Q5：干我何事?

為何我要支持醫師納入勞基法?

非常有你的事!

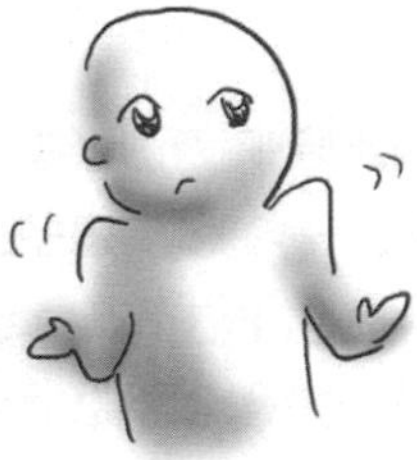

是人都會有需要五大科醫療的一天，你的一份支持，可以改變臺灣救命科醫療的未來！

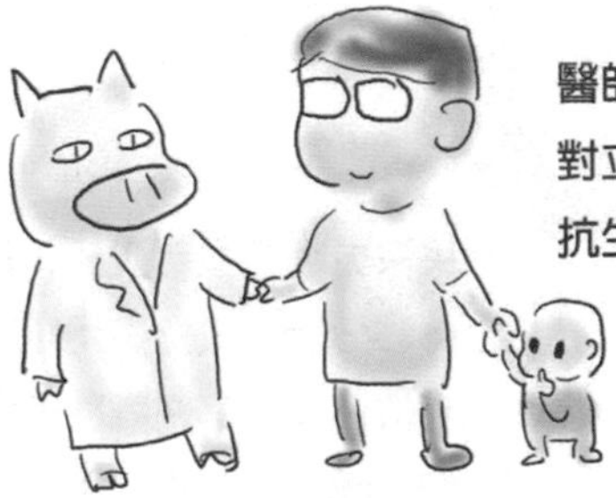

醫師不是站在病人的對立面，而是並肩對抗生死！

請支持醫師納入勞基法！

心魔

〈

沒想到這一逃，逃掉了整個過往對自己的所有訓練。

我開始恐懼開刀。

當一個靠手與刀工作的職人，再也舉不起那把短小輕薄的刀片……

我的外科生涯完了。

雙手顫抖，我變得跟正常人一樣。

完了。

‡　‡

來到這邊之後，慢慢開始適應友善的同事們，可愛的病人們。主管也給我很大的空間。

本文建議搭配音樂
漢斯・季默 Hans Zimmer
〈Mountains〉

但是，我心裡還有那麼一個「但是」。

我已經放下手術刀，很久很久了。

外科醫師的訓練、高壓，讓人無從去「察覺」、「思考」、「體會」。所以我不會害怕人體器官，剖腹切腸已經是司空見慣。立體結構的走向、某個器官背後看不到的位置、劃下的刀鋒走到哪個深度要停止，這些都已經內化。

我訓練成為一個對正常人來講，「非常不正常」的反應。

不過就是職業習慣嘛！有什麼好怕的呢？

先生不是醫師，他在家中負責做菜，我在旁邊負責騷擾他XD。每次為了某個食材當中出現特殊的血管、神經、骨骼結構，我在旁邊興高采烈解釋時，先生都一臉想死的模樣。

Σ（lliд゜ﾉ）ﾉ

偶爾想吃像高檔餐廳那樣三分熟的牛排，我硬是強迫先生用家中小烤箱，烤了一片血水淋漓的生肉出來。然後一邊抱怨他的廚藝不精（先生：「冤枉啊～」），一邊切

開肉把血管一條條挑出來給他看XD

老公只好默默擦乾眼淚，端牛排去煎。

不過，老公也有「制」我的方法，就是要我幫忙料理魚內臟！

「哎喲！深藍色那是什麼？還有一葉葉紅色扇狀的？半透明一包，尬的還有那什麼恐怖的墨綠色帶金光啊?!」

我卻會像「正常人」一樣，對魚內臟充滿恐懼！

每次老公吐槽，我都振振有詞回嗆：「我開刀的時候，人體內臟又不是那樣子！」

我的「正常」是人家的不正常，我引以為傲，視之理所當然，直到背負了黑鍋，面臨「再不逃就會出事了」的壓力，我逃了，逃離那培育我，卻無比高壓的大醫院。

看著周圍曾經身體力行，無怨無尤，堅信付出給醫院跟病人就是醫師最大福祉的老師們，一個個殞落。

繼續留下來的石卜內學長跟董哥，日子聽說都過得非常糟。但他們頂住了。

我頂不住。

我逃，往遠方逃，逃離一切耳語風暴。或許，逃掉了就沒話好說了吧！我天真的以為。

但臺灣就這麼小！許久之前就報名參加的學會，暫時不能再出現了。沒關係，想要進修可以靠自己，網路是自由的。

但我沒想到這一逃，逃掉了整個過往對自己的所有訓練。

我開始恐懼開刀。
當一個靠手、靠刀工作的職人，再也舉不起那把短小輕薄的銀亮刀片，後面所放棄掉的，是更多更多更多。
儘管我曾經告訴自己，或許再休息一下就好了，但我發覺——沒有！
越躲避，越恐懼！
我被心魔挾持，我的外科生涯完了。

‡ ‡

偶爾還是會參加同輩間的餐會，曾經驚天地泣鬼神，把外科搞到翻過來的天兵學弟一元說：「那沒有什麼好可惜的啊，不開刀還正好呢！」
他沒有繼續外科住院醫師的訓練（還好還好），看著也沒那麼面目可憎了XD。現在轉往自費醫療的他，日子過得輕鬆又愜意。
一元說：「那些雷射啊，打針啊！都有專人在教，上手很快。」
可是……
一旁董哥跟石卜內狂灌啤酒。
董哥說：「可是我們已經花太久時間在這科裡了，轉行太浪費了啊！」
沒錯。
更別說那些訓練的過程有多麼艱困。

開刀連續超過八小時，站著打瞌睡（Gotcha）
被罵豬罵大便罵腦袋裝屎（Gotcha）
被摔病例、開會時被死死釘成牆上蒼蠅（Gotcha）
三天兩夜上班值班又上班沒睡（Gotcha、Gotcha、Gotcha）（顯示為非常多次）
太慘烈的過程了，好不容易才換取到那麼珍貴的技術，就這樣放掉……
石卜內倒是很開心：「總之學弟，你找到生命的出路了，恭喜你！」說完，敬了一大杯！

這倒是，我在一旁聽著，默默不語。

我也要變成一元那樣了？

我輩年輕一代的醫師，尤其是苦力勞動的五大科（內外婦兒急）出身，眼見長輩所建立的生涯模式崩毀，到底該何去何從？

董哥說：「聽說有個資深的主治阿福師，在導生餐聚的時候被intern學妹嗆咧！」

這件事轟動到連我都耳聞，據說是緹娜學妹的同屆，叫作「之之」。

緹娜想仿效我選擇外科，為了這件事又問過我一次。

「之之為了我們這輩年輕醫師反駁了老師，大家逃離辛苦的重症科別，用腳投票，是再正常不過的了……」

我很想說：學妹，不是那樣子的，妳還年輕妳不懂，我有家室我有苦衷我有千千萬萬個不甘心不願意，但是我還有上億上兆個懦弱膽怯害怕……

我說不出口。

她的灼灼眼光刺眼得我幾乎睜不開眼，卻清楚透過她的肩，看到那背後站著的，無法忽視的身影。

我的心魔就站在那裡。

聚餐時我講不出口，回到醫院上班，心情更加沉重。

主管一直問什麼時候可以排手術接刀？我已經拖到無法再拖……我曾經答應說「可以開刀」，但……

如果要屈就於門診，勢必得放棄一身外科功夫。如果還有開刀的技術，要維持一定工作，就又得跟之前一樣，徹夜值班跟開腸剖腹。

非黑即白。

我選擇的是這麼一個沒有中間地帶的專業（掩面）。

眼前滿腔熱血如同當年我的學妹，緹娜，她知道嗎？

她知道往後過著的是這樣被迫拋家棄子、割捨全部人際關係、奉獻所有時間、身體超過負荷極限，一選擇就全有、一拋棄就全無的生活嗎？

緹娜突然問：「學姐，妳是不是後悔選外科了？」

我一震！

這句話我以為我只會說一次，那時我正懷孕，當上總醫師，值著過勞的班，手上的病人一夜之間一個個狀況惡化然後死掉，我孤立無援。

我以為在那樣的壓力下，哭喊著「我不要走外科」是唯一的一次。

沒想到我逃了那麼遠，依舊無法躲避這問題追殺。

我「專業的心」被殺了。

這種隱形的傷害，對過往經驗的恐懼，也會出現在醫療糾紛的醫護專業人員身上。過於專注自身的職業，對於民眾方的惡意沒有招架之力，接受傳訊出庭，為不是刻意造成的問題辯駁，甚至接到黑道恐嚇，不管是明著檯面上的訴訟，或是暗著檯面下的和解、討錢，這種一失足，都會造成自身莫大的恐懼。

然後就是放棄。

出自一片好心的提供專業，換來是這樣的結果，任誰也不能接受。

真正要解決這樣問題，不是讓「訴訟案件從字面上減少」，而是提供專業人員一個真正無懼的環境。

之前浮出檯面被眾醫護抗議的「醫糾法」，就是只重檯面，快速提供願意和解民眾補償金，讓訴訟流程快速中止，一個治標不治本，甚至會加速醫療糾紛惡化的惡法。

沒有真正針對問題去改善，沒有教育民眾了解醫療的非必然性，甚至可能誘發更多的訴訟案件。這，都會殺了一個個專業的心。

如今我終於體會到，那種恐懼。

‡ ‡

院內資深的外科主任照哥有一臺剖腹刀，他臨時有急事，刀房裡問我可不可以一起幫忙，我只好硬著頭皮進去了。

走進麻雀雖小五臟俱全的刀房，我很久沒有被這樣整片的綠圍繞。❽

照哥交代完他接下來需要的步驟，我一看，切胃癌，次全胃切除，以前再熟悉不過的刀。一開始是要把大腸跟肥油分開，然後把胃一半的血管左右分離，過了十二指腸的接口端，剪斷胃，拉小腸跟胃打洞縫合，結束。

但我這時，反應就跟「正常人」一樣。

反胃到極點。

黃澄澄的油脂讓手套非常滑膩，不只要用力拉扯，還得不停把手套上的油擦乾；啪搭啪搭的腸道翻動聲，配上人的生肉特有的腥味，我強忍作嘔的衝動，想著：原來這就是一般人看到人體內臟的感受。

接著，我把胃打開。

皺褶的波浪紋、胃的黏膜面，不斷汩汩分泌出胃黏液，手術時需要不斷用大紗布把黏液抹去；電燒燒灼時湧起的大量煙霧跟濃嗆氣味，絕對不是什麼好聞的味道。

那就是「燒焦的腥味」加強版。

血水跟胃液到處噴濺，褐色紅色透明軟糊的黏液、水，跟不知道消化到一半的殘渣，這裡抹一下、那裡沾一下，甚至連口罩都被血濺到！

然後要縫合胃跟腸子，需要不斷的綁綑、截斷血管，這需要雙人合力並行，手術才能順利，我靠著過往的訓練反射強撐著綁線，加快手上動作，卻只覺得越發難受。

最可怕的是，手術刀握在手裡，正在顫抖。

沒想過一把小小刀柄配刀片會這麼沉！我充滿猶豫，不知道要怎麼下刀切開，抗拒、排斥、厭惡、最多的還有恐懼。

腦中浮現：萬一我砍斷了哪條血管會怎樣？如果弄壞了哪邊又如何？這個縫合牢靠嗎？我剛剛綁線是不是拉斷了什麼？

各種惡意的喧囂。

直到照哥完成主要部分，只剩下簡單縫合時，他說：「謝啦！剩下部分我來就好。」

我立刻轉身快步離開，卻馬上吐在更衣室內。

嘔……

再嘔……

內臟好噁，腸子好噁，那條神經還有血管都好可怕……

我吐到口沫直出！

雙手顫抖！

❽ 幾乎所有醫院刀房裡的天花板、牆面、地板都是綠色。

橫膈膜用力痙攣！

嘔……

最後沒東西可吐，勉強從馬桶邊起身，擦擦嘴，洗淨臉孔後一抬頭，看向鏡中的自己。

心魔看著我。

我雙手顫抖，變得跟正常人一樣。

我的外科生涯完了。

捧著這破碎一地的心，我深藏住這祕密，心底無聲哭泣。

可憐之人必有……

資源已不足，還被少數人坐擁這些資源分配，
這可愛的小鄉鎮、可愛的人們，身不由己的捲入惡性循環。
而弱勢卻食髓知味，挾「愛心」之名，予取予求。

住在這個小鄉鎮的人都知道資深外科主任照哥這號人物，他面惡心善，總是無法推卻病人的苦苦哀求。我一直對於身懷絕技的照哥屈就在這小小醫院裡感到非常神奇，沒想到聽刀房醫師助理羊大哥說，他居然是到現在碩果僅存，還願意提著公事包到府看診的老派醫師。聽到這個爆料，我更佩服他了。在刀房裡的照哥聽到我連聲讚嘆，也不發一語，繼續做他的事。

這個村莊方圓百里，不知有多少病人是他救回來的。面對決定要轉院或不轉院的許多時刻，他總是拗不過家屬苦苦哀求，就在小醫院的小刀房裡開著大大複雜的刀。

本文建議搭配音樂
椅子〈島〉

聽得我冷汗直冒——我沒那個膽啊！

環顧四周：兩間刀房，一個刷手臺，牆壁上的櫃子跟角落置物箱堆成一團，無影燈也是古早以前的樣式，再加上我曾經看過這邊的加護病房。陰陰暗暗的燈光，一片死寂毫無聲響，陳舊的設備，看著心情都沮喪……

加上這邊的急重症照護團隊能力我也不熟悉，實在會有點怕怕，所以看起來太嚴重的刀，都覺得還是早點轉走好了。

但照哥就是有辦法吃下來。

‡　‡

允兒媽媽又回到醫院了。據說這次她已經籌好足夠的金額，準備幫允兒做手術。在照哥的門診裡，她一臉殷切、淚光閃閃。

這次允兒要求要開的手術也複雜到爆，但看到體型瘦小、營養發育不好的允兒，因為食道灼傷無法吞嚥固體、越發瘦弱，實在讓人心疼。

「社會局都不給我們補助，醫生，我們真的很可憐！」允媽眼光泛淚。

然而，從社工阿海那邊得到的資訊，卻完全是另外一回事。

「怎麼可能不給補助？不只有給，還派專人單一窗口提供補助加輔導，還幫忙用特簽方式申請了低收入戶，不然依他們是自有宅的情形，連低收入戶資格都沒有。」

這一頭，照哥在門診討論幫允兒先開個簡易型的胃造廔手術，好灌食些營養品；

另一頭，阿海則小心翼翼的警告照哥，別被允媽的演技給「誤導」了。

可是，怎麼可能拿自己小孩的身體來「演」呢？在撐胃鏡把狹窄食道通開的那些悲傷時刻，連我看了都不忍心，更何況是老派醫者、視病如親的照哥？

「不會啦！我看她沒有那麼糟。」照哥說出和我同樣的心聲。

然而事實證明，真的就有那麼糟。

胃造廔是個小手術，全程不到一小時，在肚皮上劃一個十公分小洞，進入體內，將胃打穿個洞、放入橡膠管，管子前端可以充氣打起一個約五十元硬幣大的小球，然後整個管子往外拉起，將胃壁跟腹壁緊貼，形成一個肚皮直通入胃的通道，稱為「胃造廔」。

這是相當簡單的手術，能有什麼問題？

問題就在於開刀前半小時，允媽突然變卦了。

不是要取消手術，而是要「取消補助金額」。

原來這次的開刀是照哥心軟，自掏腰包要幫她付醫療費用，這一番美意原本打算在允兒出院時，才告知「不用繳費唷」，有點類似驚喜的準備吧！

怎知允媽提前知道了，反應卻是：「不行不行！不能免費！不然我不要進行手術！」

這令人匪夷所思的激烈反應，讓照哥一臉凝重的在護理站內對允媽跳腳。我跟阿海得知消息趕到時，允媽還正聲淚俱下的拒絕呢。

我問阿海：「從來沒見過拒絕補助的？她之前不是還說經濟有困難？」

阿海像是想到什麼，趨前詢問病房管帳的書記人員，然後一臉恍然大悟：「允媽一住院，就說要開『八份』診斷書。」

我一愣：「八份？怎麼這麼多？而且這跟手術費用免費有啥關係……啊！」

靈光一閃，我也懂了！

這八份診斷書，不知道有多少是保險公司申請所需，又有多少是允媽私下跟別人哭訴要來的補助。有憑有據，才有錢拿。

我看允媽摟著允兒，在照哥面前各種悲鳴：「醫師，那個收據上要有顯示費用啦！不能給我們補助到免費啦！我們齁，之前還有跟人借錢，結果不小心借到黑道，所以一定要有收據、要有費用啦！」

連黑道都扯出來了！

我在一旁聽著，深深覺得悲哀。允媽真以為我們行醫看盡這些虛以委蛇、人性醜陋，會不知道背後究竟在搞啥嗎？

真的當大家都傻了嗎？

她以前那些令人同情的淚水，瞬間令我厭惡到極點。

而且想到允兒一直以來都在旁邊，家人的戲碼清清楚楚看在眼裡，他的身體疾病，成為整齣鬧劇中最悲慘的角色。他能理解嗎？拿了這些小奸小惡的小錢，能幫助他多少？真正能幫助他翻轉階級的，不就是身教、言教？

手術還是進行了，補助也如允媽的願都取消了。拿到上萬塊的收據跟診斷書，允媽欣喜若狂。

‡ ‡

照哥卻一臉悲愴，自己是認真為病人著想，認真的開刀。後續家屬要怎麼去哭窮、演給下一個無辜路人看，就不在考慮範圍內了。

我在繳費櫃檯看著允媽的身影，感慨萬千。剛好她一旁站著的是回門診換藥、看傷口的黑道青年阿亮，小腿肚上本來一隻雄鷹神氣的刺青被阿鬼硬生生砍頭，還真是「香雞排LOGO」。實在佩服依舊好狗運的阿鬼，竟然活到現在還沒被砍死。

允媽鬼鬼祟祟地跟阿亮交頭接耳，我正覺納悶，轉身找到阿海一問，有了答案。

「小劉醫師，妳大城市來的不知道。在我們這邊都是這樣。」阿海嘆氣。「偏鄉資源很多是地方代表啦、鄉長鎮長一堆長的在檯面上，真正檯面下，都是這些兄弟在『那個』。就連之前我們社會局要查允媽家的事，也有人出來『那個』。」

我有點憤慨：「難道在地人都任由他們這樣？」

阿海聳聳肩：「妳知道多少工程都給這些人包去了？河川的砂石工程啦、橋墩的維修啦，醫院附近最近的那一條大河啊，上游的泥沙都被挖得亂七八糟！連醫院早期……」他突然降低音量，環顧了一下四周：「連早期醫院都還要私下打點他們咧！妳知道這整個地區缺乏大型醫院吧？」

我點頭如搗蒜。

他嘆氣：「也是『這個』談不攏，被擋下來了」阿海比出拇指、食指互搓的手勢，明眼人一看就知。

唉，資源已不足，還被少數人坐擁這些資源分配，這可愛的小鄉鎮、可愛的人們，卻身處這樣的惡性循環中。

可憐之人必有可惡之處。

慈善及公益，是高度發展的文明社會的一角。

以前總是自掃門前雪，莫問他人瓦上霜，但現今社會消息互通快速，越來越多爆料跟串連「新臺幣下架」的號召活動，顯見有越來越多的「雞婆」，取代原有的「冷漠」。而社會的結構、福利法規的施行才是問題的根源，必須讓食髓知味的貪求方不能再拿著以「愛心」為名的尚方寶劍，予取予求。

對於因一時熱血而深感受騙的憤怒民眾們，我想說：真正的愛心，不是花錢買了贖罪券之後，就會離天堂近一米；真正的愛心，不會因為人性貪婪的催討而蒙塵。

要怎麼避免愛心慈善的詐騙呢？除了慎選財務公開透明的立案團體，網路上不定時號召的小額款項購買或支援，最好要能親眼所見、親身體驗。不要被一時的煽情昏了頭，也不要隨一時群眾的風向起舞。媒體只要點閱率，造神、毀神所在多有，唯有清楚辨別爆炸的資訊，才能守住心中的清明。

更重要的是，要清楚「慈善」的本意。

是幫助自立，不是看到哪裡有網路爆料就「幫忙下架」或提供短暫的金錢援助，熱潮一過就拍拍屁股走人。只給魚的結果，反而讓人無法自立生存，手心習慣向上了，還會回過頭挑剔「魚不夠高級」。

給他一隻魚，不如給一根釣竿。

你給我跪著爬進去！

一群黑衣人衝進來，刀房瞬間上演黑幫電影的廟口械鬥！嘶吼伴隨著瓶碎裂聲、呼救聲，還有心跳呼吸器的監控聲……這些黑衣人，是來「討誠意的」。

照哥，我們鄉下小醫院裡最資深的外科醫師，一人包辦所有大小手術，從開顱處理到胸腔腹腔，上自頭頂，下至屁眼，無刀不開。早年資深的外科醫師前輩，都是像他這樣。

尤其在看完刀房內可謂「無米之炊」的設備，我更佩服照哥！不知他是如何克服這些克難的環境，完成一個個手術，醫好一位位病人。

這時的我，正隱隱萌生退出外科的心情。但在刀房內忙不過來的時刻，還是會應允所有要求：找我幫忙？去。要我拉勾？拉。

本文建議搭配音樂
地獄邊緣〈勇敢之心〉
Two Steps From Hell〈Heart of Courage〉

大概就是抱著「外科最後巡禮」的心態。

只是看到照哥一人在刀房裡吃力的模樣，總覺得惋惜。明明就有更新、更好的器械跟裝備可以加速手術進行，卻苦於現實條件，在鄉下小醫院要開刀，必須充滿「創造力」。

腹腔鏡是在肚皮打洞後充氣，然後把細長夾子深入的手術方式。進步的醫院已經可以用單孔方式開刀，需要各種傾斜角度的鏡頭、可彎曲的器械、方便體外操作的細長綁線跟配套耗材，手術完成後的傷口漂亮又有噱頭。

但在這裡，**全・部・都・沒**。

「沒辦法，這些好東西都要自費啊！我們鄉下地方哪有可能？」照哥淡淡地說。

我想起在醫學中心時，那些視為理所當然的新穎手術方法，現在易地而處，已變得遙不可及。也想起那些曾經手把手教過我的指導老師，

黑傑克醫師，把開刀房當家，一手好刀，最後卻遠走國外。

老狐狸醫師，一身功夫，最後是那樣地離開。

覺得感傷，更多的是愧疚，老師們，我辜負了您當初的用心，真的很抱歉，但是，我可能不打算繼續當外科醫師了。

‡ ‡

某天，手術正進行到一半，突然刀房外傳來吵雜的聲響。

碰！碰！碰！

「那個照醫師給我出來！」

眾人大驚！我也嚇得一抖！怎麼回事？

刀房阿長驚慌的進入房間，聲音顫抖著說：「照醫師、照醫師，門口有一群人說要找你，一直按電鈴要衝進來！」

什麼?!大家連忙中止手術動作，照哥無言的看著阿長。門外的撞擊聲越來越響，甚至明顯聽到用硬物敲打的聲音。

開刀房門一關就可以隔絕刀房內外。規模大一點的醫院有監視器，可以看到門外動靜，但我們這是小醫院啊！究竟門外是怎麼回事？

偏偏大家都已經刷手了，想保持無菌狀態，一時之間大家都不知該躲還是該移動。

照哥酷酷的發話：「你們繼續開。」然後甩開手套，踏出刀房。

難道他想要自己一個人去面對門外的聲響？

醫助羊大哥見狀，心裡一急，客家話都跑出來了：「做毋得啦，你自家去係無？」（不行啦，你自己一個人去嗎？）

照哥大手一揮：「無要緊啦！」（沒關係啦！）

羊大哥一邊指揮流動護士打電話報警，一邊攔住照哥肩膀，兩人一起走到刀房外「迎戰」，其他人則提心吊膽的站在原地。

呼～一聲，刀房鐵門打開，照哥才剛說：「請問，你愛尋麼人？」（你要找什麼人？）

話音才剛落，就聽到對方爆粗口：「你係照醫師？閒失禮哦！」（你是照醫師？對不起啊！）

說完，一群黑衣人拿著球棒衝進來，朝著照哥一陣亂揍！頓時尖叫聲跟碎裂聲四起，電腦跟點滴架紛紛倒地！現場的景況實在太可怕！

首當其衝的帶頭者戴著鴨舌帽跟口罩，甚至衝進正在開刀的房門口作勢要闖進！病人還在刀臺上啊！

我破口大罵：「你們不可以進來！這邊是無菌區域，還有病人在開刀！」

帶頭者看到我一愣！轉身回到前頭的護理站裡加進大混戰中，刀房瞬間變成黑幫電影的廟口械鬥！照哥一邊用力嘶吼，伴隨著瓶瓶罐罐的玻璃碎裂聲，羊大哥及阿長高八度的呼救，還有刀房內病人心跳呼吸器的監控聲，逼——逼——逼——

這時帶頭的黑帽人一個轉身，我瞄到對方腳上一個熟悉的刺青：斷頭的老鷹——是阿亮！之前跟阿鬼一起縫合傷口的病人！

滿懷恐懼跟不解，不知過了多久，才傳來保全人員的斥責跟哨音，黑衣人一哄而散，舉目所及，刀房硬體設備被打壞了一大半，天花板懸掛的無影燈歪斜、病床被推倒、病歷文件飄散滿地，而照哥鐵青著臉，開刀服歪斜，杵在其中。

我們顫抖著把病人剩下的傷口縫合完，下午的手術全部取消，警方進來四處拍照，院方找齊大家來調查，尤其針對被指名的照哥。

照哥不發一語，卻是隔壁的羊大哥說話了：「對方是要來討誠意的。」

‡ ‡

原來大概半年前，當時我還沒來到這邊，照哥有一位開刀的病人死了。外科醫師處理越複雜的手術，越要承擔這樣的風險。儘管開刀前就已經告知風險，但家屬仍不能接受最後的結果。

家屬有點背景，黑白兩道通吃。明的、暗的，要照哥的各種「誠意」。

「人本來好好的，結果變這樣……」

「不，好好的就不會來開刀啊……」

「開刀的時候也沒說過會這樣……」

「不，開刀前就已經告知過嚴重性了，同意書上還特別註明……」

怎麼解釋都沒用，各種鬼打牆之後，就是一句：

「醫院跟醫師是不是要給我們一個合理的交代？」

其他膽小怕事的醫師或許就摸摸鼻子，賠錢了事，但遇到鐵漢照哥，他完全不為所動。

「我沒做錯，為什麼要害怕？」

照太太卻哭腫了眼，再三要求醫院給予協助，於是院方答應讓照哥先放假避避風頭，但照哥一口拒絕，依舊看診、開刀。

直到某天他下班時，出事了。

家屬堵在他往停車場的路上，眾人押著他直接去「靈堂前上香」。從巷口開始，就逼他獨自一人走進病患家的靈堂。兩旁擠滿圍觀的鄰里鄉民，照哥堅毅的走著，忍受著兩旁的叫囂辱罵。這些人裡面，有些還是照哥之前看過診的病人，然而，羞辱並沒有停。

走到靈堂門口，照哥深呼吸一口，準備踏進去——

「啪！」雙膝後方被用力一踢，照哥整個腿軟跪地！

「你給我跪著爬進去！」

咬牙撐著疼痛的膝蓋，照哥回頭一看，原來是家屬踢他，照哥沒有說話。

他

真的跪爬進靈堂

上香、行禮

最後離開。

‡ ‡

我們瞠目結舌，聽著照哥發著抖，說出這段過往。

「當下我覺得自己可能會有生命危險，為了還能見到家人，當下所有事都忍住了……」

那麼資深、不苟言笑的醫師，此刻講著講著，竟然眼眶泛淚。他緊握的拳頭指節泛白，似乎下一刻就要動手出拳了……

整個討論間裡鴉雀無聲，我卻聽到一個畢生奉獻給在地鄉親的醫師，心碎發出崩潰的悲鳴。

這段經歷，羊大哥是唯一知道的人。照哥本來要他別講出去，但現在看到惡霸如此咄咄逼人，甚至直接找上門來，危及到其他同仁，照哥才決定全盤托出。

‡　‡

外科就要沒人了。

這不是我在唱衰。

我自己親眼所見，當年同期跟我一起進入外科的十二個同屆，四年後我當總醫師時，只剩下三人。

訓練的過程死傷慘烈，而青黃不接的情況又讓資深醫師的技術嚴重斷層。

再加上可怕的「醫療糾紛」。

醫學臨床的分科，把「內外婦兒急」這些性命相關科稱為「五大科」，也因為這樣，現在願意投身五大科的新血越來越少。我曾在學會場合聽到長官輕描淡寫的戲稱五大科為「情緒衝擊較大科」，真是啼笑皆非。

其實我們不只情緒衝擊較大，在很多時刻，甚至是要冒著自己的生命危險行醫。

但這樣對嗎？把服務滿意度當成指標的醫療專業，真的，對嗎？

照哥的經歷讓我幾乎落淚，都什麼年代了，還有這樣的事情？可見鄉愿的息事寧人，不是最正確的處理方式啊！只有把問題的根本解決，才能避免同樣的悲劇再次發生。

‡　‡

經歷刀房械鬥，照哥依舊堅持回到外科工作。

「這些病人需要我。」

但在院內協調會上，照太太對著照哥聲淚俱下。

「你為病人掏心掏肺，為醫院鞠躬盡瘁，結果呢？讓你一個人去這麼危險的地方上香，還要討『誠意』，醫院有沒有幫你承擔風險？有沒有讓你安心看病？有沒有想過我們家人的心情？」

協調的長官只好允諾會馬上改善整個流程，由專人負責對病患家屬為單一窗口，不再由照哥親上火線出面承擔。

協調的結果就是，病患家屬長時間堵不到照哥，發生了這麼大的事件。報警了、地方新聞小小的欄位也上報了，事件仍沒就此落幕。

‡　‡

阿亮又來住院了。
自從上次的刀房攻擊事件，腳上的刺青圖案讓他露了餡。我們全員緊繃，就怕他這次又要幹什麼。
他說手上的一個傷口是跌倒後自行包紮，整個腫成蜂窩性組織炎。但我怎麼看都覺得怪，正圓形的傷口約莫紅豆大小，邊緣還有輕微燙傷般的痕跡。
像槍傷。
所有人戒備著。
我以「傷口感染要檢查」為由，照了X光一看，果然。一個清楚的子彈就卡在手臂裡，卻沒人敢詢問阿亮。
傷口已經開始流膿，我趕緊安排「清創手術」，靜脈麻醉藥物發揮作用後，阿亮沉沉睡著，我把傷口內的子彈夾出，「哐噹」一聲丟在彎盆裡，這是呈堂證物。
「這個要報警了吧？」我說。
眾人卻面面相覷。
阿亮住院期間，多次從醫院後門進出，感應監視器錄到多次他鬼祟的身影，拿著小包裹進出，但保全人員每次都只直盯著螢幕，不敢動作。
真是太詭異了！
我察覺出氣氛不對，私下問了羊大哥。
羊大哥沮喪地說：「阿亮他們背後的團體有地方人士撐腰，前陣子刀房的事件，鬧到連議員都來關切了，要我們長官皮繃緊點。」

真是令人驚訝的訊息！

羊大哥繼續說：「這是現實問題，鄉下的生存之道就是這樣，妳也要保重，每天平平安安的上班、回家，最重要。」

「所以阿亮住院的時候，每天到底偷跑出去幹嘛？」

羊大哥低聲說：「他在運毒。」

我腦袋「轟」地一聲悶響。

羊大哥繼續說：「這事情的層級已經大到妳、我都管不了了，還是當作什麼都不知道，趕快把病人辦出院比較重要。」

醫院的經營，資源的把持，地方的威脅……這個民風淳樸的小鄉鎮，現在整個褪色，暴露出腐壞的內在……

被箝制著的勢力掌握了整個資源，安身立命的無辜百姓無法翻轉這現實局面，也無從體會其後的悲哀。我想起那位腳已經缺血壞死、木乃伊化的老病人；想起一個個因為無法在小醫院完整治療，只好跨縣市、長途跋涉到大醫院看病的阿公阿嬤們。

他們是我的病人，他們眼周的笑漾起魚尾紋，裂嘴秀出無牙的開朗。

他們，也是人。

比我更能克服眼前困境，卻比我還安於現實。

他們都是好人。

但為何資源總是到不了他們身上呢？

表面的幫忙只是杯水車薪，同樣的悲劇總是一再重演。

如同森林裡年歲已高、看盡滄桑的巨木，根部早已被寄生到即將腐敗。營養都被寄生者吸乾。我無力的仰頭張望，巨木依舊用它最後的枝葉扶疏為我溫柔庇蔭，我卻只能無力的眼望它，即將頹傾。

百神夜行

這塊生我養我的土地，全然包容。
它無私地等著我們去接近、去體會，然後認同跟陪伴。
我撫著胸口，感動莫名。
卻又同時深深感傷：「我就要離開外科、離開這一切了。」

鄉下地方，一切都是不加修飾的原貌。在美的感受者眼中，樹葉扶疏，平原高山，都是美；在相反情感者的眼中，則荒煙漫草，落後寂寥，盡是破敗之相。

帶著這樣的偏見眼光，最直接最現實的，就是醫療資源的嚴重不均。醫師留不住，新血招不來。儘管這裡有最接地氣的強韌生命力，但疾病侵害生命的惡力，不是靠「生命力」就能克服。尤其在得知當地更深一層的地方勢力相互勾結後，只有深深的無力感。

本文建議搭配音樂
《櫻時》動畫原聲帶〈神明廟會〉

而我內心無法平息的聲音：「是否就要離開外科了呢？」仍日夜啃囓著我。人在，心不在。只覺得失魂，沒有連結感。

到底這日復一日、行禮如儀的應付工作，能捱到幾時？

‡ ‡

炎熱的夏季開始了。之前挨家挨戶宣導著防治登革熱，把每戶人家庭院裡的積水倒掉，預防工作做足，擔心的事情還是發生了。

南境地區開始爆發登革熱的大流行。

前一年暖冬的結果，就導致蚊蟲死的數量不夠，倒掉再多的庭院積水，還是無法阻擋水潭中、野草間的低窪滋生的病媒蚊。導致隔年暑假傳染病大爆發，來勢洶洶，席捲整個鄉下。

大量噴灑的殺蟲濃煙瀰漫在大街旁小巷，一個里、一個區紛紛有病人倒下，整個急診體系全部瞬間潰堤。

住院大爆炸！

踏進急診處跟病房，滿坑滿谷搭起的蚊帳五顏六色。這是為了防止登革熱病人在院內又被蚊子叮咬後感染其他人，要用蚊帳隔離。

學弟妹們看傻了眼，我說：「第一次見到嗎？」

緹娜愣愣的說：「我以為……登革熱是只有書裡面才寫到的古早傳染病啊……」

我笑了笑：「學妹，妳是外縣市人齁？」

緹娜點點頭。

不禁感慨，侷限的視野，讓自己成為井底之蛙。

阿鬼看著東一排、西一排搭起的蚊帳，突然說：「哈，好像露營區！」

＝_＝

我翻了一個大白眼，這可不是開玩笑的時候啊。

工作人員揮著汗、捧著一箱箱購進的新蚊帳，忙碌進出。但住院病人的增加速度快過了新蚊帳的添購速度。等待著病床的家屬焦慮又無奈，紛紛打探何時能有病房上去。但病房已經開始滿載，有病患想轉去大醫院了。

這附近哪有什麼大醫院？

我想幫一個門診的乳癌病人安排詳細檢查，就沒有足夠的大醫院等級醫療資源。捉襟見肘的窘迫，往往只能跟病人道歉，然後轉院。轉啊轉的，就有很多病人逃掉了、躲開了、放棄了。

現在，這些七老八老的病人又感染登革熱，還能轉到哪裡？一轉院就是要橫跨整個縣市，翻過山，越過長長的跨河大橋，到遙遠無比的醫學中心去。幫忙處理轉院聯絡時，一邊心驚，這是什麼貧瘠的醫療環境啊！一轉院就得轉到那麼遠？

我不信邪，打電話再把周圍醫院詢問了一遍，果真。

A院：「我們沒加護病房了。」慘……

B院：「我們病房滿床了。」超慘……

最慘的是C院：「我們只剩一個醫師值班，他處理不來了……」

震驚萬分中，無聲的放下話筒，看著眼前一片混亂發呆。

一旁的護理師小銘笑笑：「妳不知道，我們這邊都是這樣，生不得病，一旦生病了要轉院，病人們也都知道，得努力撐過那段長長的轉送路程。」

我低聲說：「從這邊開車過去要很久啊……」我知道，因為那是我每天上下班的路線。

小銘聳聳肩：「救護車大哥都用飛的，不然路上發生什麼，也是叫天不應、叫地不靈。」

我靜下心來，不死心的繼續撥打電話，心中默默開始反省，對自己過往生活坐擁了多少資源，視之為理所當然，我是多麼忽視跟不懂珍惜。

電話打著打著，一抬頭掃向急診，竟然看到之前養豬的阿梅婆！我驚訝走向她一問，原來她也中標感染了登革熱。

雖然年歲已大，畢竟平日一直有在勞動，阿梅婆的精神看起來還好，隔著蚊帳對我笑笑：「醫生呀！這沒關係啦！發燒個幾天就好了，只是這次住院不是給妳主治。」

我說：「這哪有關係，妳把病養好最重要啦，還要回去養小豬呢！」

阿梅婆露出開心的笑，癟癟缺牙的嘴咧好大。

´(=ノㅂ丶=`)

「大拜拜祭快到了！我家的豬公今年要參賽拿獎牌唷！」

她也沒有病床，我加緊動作，趕快把轉床電話聯絡完，總算輪到阿梅婆上救護車。要出發時，她笑笑的跟我揮手道別。

救護車大哥啊！要安全把阿婆送到達唷！

‡ ‡

那陣子不斷的收住院、排床位、轉病人、補蚊帳，急診室的人員紛紛累倒，撐不住了，就換病房人員來支援，咬牙撐了大半個月之後，疫情總算燒退。

某一天，我在櫃臺處看到之前陪阿梅婆來看診的家屬，上前打招呼。

「阿婆從大醫院出院了嗎？」

沒想到卻聽到讓人吃驚的消息！原來阿梅婆住進大醫院後兩天，進食嗆到導致吸入性肺炎，年老加上登革熱感染，免疫力整個兵敗如山倒，不到一個禮拜，就因為敗血症過世了。

家屬是來這裡辦理拷貝病例，申請保險理賠。聽到這個消息，我如同被雷打到般，定格無法移動……怎麼會這樣？太突然了吧！意外總發生得比想像中還「意外」！那些被豬撞、幫豬打針、抓小豬……各種圍繞著豬的趣談，都是阿梅婆告訴我的，明明才不久之前啊！

那些小豬們怎麼辦？

豬公呢？

怎麼會這麼快？

生命消逝之快，令人悵然。

‡ ‡

登革熱疫情結束，每日統計重症及死亡人數的疫情會報總算停止，只剩下官網上安安靜靜的統計數字。

但我知道其中有一個數字，是阿梅婆。（心中默禱）

急診業務吃緊才剛紓解，接著就到了這裡一年一度的最大活動——大拜拜祭。

大拜拜是早年為了慶祝神明召回瘟神、賞善罰惡、除病救民的盛大慶典，大小神轎跟各種隊伍出動，鞭炮鑼鼓不歇。我這次則擔任隨隊救護車的機動醫師。

緹娜跟阿鬼紛紛跑來：「拜託！學姐！讓我們跟車～」

我啼笑皆非：「跟這個要幹嘛？」
緹娜一臉興趣盎然，滔滔不絕講起這民俗起源跟由來，阿鬼則一臉尷尬。
我問他：「你該不會又是被拖著一起來的吧？」
阿鬼苦笑，他這傢伙根本被緹娜當成小弟啊！
阿鬼小小聲說：「學姐，其實……我根本沒有想來那麼鄉下的小醫院的……」
這也難怪。
在大醫院舒適圈內，何必管別人瓦上霜，對外地沒有認同，自然也不需多費力氣去關心。
他將來真的會很辛苦啊（拍拍）。

‡ ‡

活動當天，我們又再次大開眼界了！
見識過那樣的場面嗎？
整個小鎮都像燃燒起來一般，熱鬧非凡，所有小孩追著花車跑跳，撿一把又一把灑下來的糖果；辦桌人員騎著機車穿梭在人家的屋簷跟巷子內，來回把一道道菜擺上桌；舉目所及，每戶人家都在盛情宴客！
當鑼鼓聲響起時，就知道第幾轎巡到自家門前了，這時鮮花素果、甜品涼飲都無限供應，一邊還熱情的招呼納涼，幫忙擦汗奉茶，全不間斷。等吉時一到：「起～駕

～」聲音剛落，眾人紛紛衝去搶「壓轎金」，一年的庇祐跟幸福都降臨了！

每個巷口都能聽到嗩吶跟南管的樂音，路口轉角就見高蹺跟梅花樁，讓我們這一行從城市來的土包子都看呆了！

活動最高潮，是「炸鞭炮」的時刻。

鞭炮堆成了一座小山，時不時就有人一次把整座點燃，火花四竄，砲聲驟響，迎面而來。在如雷貫耳中，年輕人背對著砲火，圍成一圈慢慢逼近中央，頓時火花倏然加劇，仔細一看，火炮都炸到他們的背上了！

但他們仍巍然屹立不動，吆喝吶喊，與砲聲相和，場面震人心魄。

阿鬼見狀也躍躍欲試，牽著緹娜說要一起去給鞭炮炸，還轉身問我要不要去？開玩笑，我才不要！（搖頭搖頭）

兩個年輕人手牽著手衝進人群，青春的身影背後炸開了光！

「**連**——」令旗翩然而至，人群瞬間分立兩側讓出道來；

「**引**——」大轎在不絕於耳的砲聲中緩緩搖曳前進；

「**迎**——」所有音量此時達到了最瘋狂的絕頂！

在司禮監的高唱聲中，轎前吹的長角號、嗩吶、吊鼓齊鳴，禮炮九響，司樂奏響鐘鼓，砲聲轟響！

「**祭**——」預先立好的最大炮陣跟塔轟然燒起，眾神與民齊揚首，炙熱暖光照映，笑容跟虔誠的眼神此刻都映出了金黃光芒！

我看到緹娜尖叫著緊抱阿鬼，兩人已經整臉都是炮灰。XD

一旁奪冠的豬公被架在霓虹燈檯子上，咬著鳳梨，裡頭就有阿梅婆親手養大的豬公。

我看到生命變動更迭的起落，生之歡慶必然有著死之落幕，這塊生我養我的土地上，全然包容。

它無私地等著我們去接近、去理解、去體會，然後去認同跟陪伴。

它把這種如同鼓聲般搏動的生命力，埋進我們心底。

我撫著胸口，感動莫名。

真心祝福這裡的所有居民，風調雨順，身體健康。

卻又同時深深感傷：「我就要離開外科、離開這一切了。」

不知何時能再見此情此景，百感交集，徹夜未眠。

百神夜行的夜晚，虔誠祈禱：願眾神，賜福，保佑。

3 CHAPTER

抉擇

外科，就是我的初心。
我，是名外科醫師。
我要用外科一步步的力量，陪伴他們其中一小段，
然後目送每一個生命獲得嶄新的方向，走出美好。

最終對決

我雙臂布滿雞皮疙瘩，耳邊聽到救護車呼嘯而過，
從雨聲中辨認出，陸陸續續好多輛由遠而近……怎麼回事？
我們衝出急診大門——救護車門一推開，
隨車的EMT用力吼過風雨聲：「洪水決堤！橋斷了！」

正開著車，突然手機傳來提醒鈴聲，我分神一看，日程上提醒著：**提離職**。

按掉了日程的提醒鈴聲。不能再拖了，該做決定了。

今天，是我要正式離開外科的日子了。

經過這座非常長的跨縣市大橋，車窗外烏雲密布，颱風即將到來，整個溪面的水變得又黑又湍急。我曾經計算過，用最高限速在上頭疾駛狂奔，通過這座橋也要花一分半鐘時間。

本文建議搭配音樂
謎〈反璞歸真〉
Enigma〈Return To Innocence〉

往往過橋時，我都在讚嘆河岸邊的景色，廣闊的溪面見不到陸地的蒼茫感，無盡的夏季翠綠或是白濛的秋季芒花，搭配並行遠方火車經過拱形的鐵橋，十足的「魔幻時刻」。每日在這座橋上來回，我就如同動畫《神隱少女》中的主角千尋，穿過幽靜深邃的隧道，來到另一個世界。

無奈，今天我沒有心情去看兩旁景色了。

進到醫院，隱隱感覺到眾人騷動不安的情緒。突然一陣風吹響整個急診的窗戶乒乓大作，原來外頭已經開始吹起狂風豪雨。

颱風來了。

在這個小鎮，颱風來是一等一的大事。務農的人拚命加強防護，街坊連忙把東西收進倉庫，要看病的、要拿藥的，都得提前趕快看完。

我問過一位阿伯：「啊你們颱風天都怎麼辦？」腦中想著難道會有什麼比較特別的鄉村避颱方式嗎？

阿伯理所當然的回答：「啊就巡一巡完，趕快回家躲啊！」

……說得也是。

阿伯繼續說：「不過我看啊，這次可能會出事……上次那個溪邊的砂石工程齁，太無良了啦！」

阿伯說的就是刺青男阿亮背後的集團，挾帶地方勢力，在上游亂挖的河岸砂石工程……聽說整個上游都被破壞殆盡。

這些地方團體長久把持當地資源，黑白兩道橫行，鄉里耆老無奈也無力，偏鄉渴望進步，卻豢養著這些土生土長的毒瘤，如今甚至長成阻礙鄉里發展的最大惡源！

我略為煩躁的把換藥後的手套脫掉，心中惦記著：今天要找主管提離職……提離職……

突然，電梯衝出大隊人馬推著病床，照哥也在其中，一手還擠壓著病人的插管！

照哥冷靜指示：「我ICU的病人，之前肚子開刀完，現在突然昏迷，檢查是腦出血，已經聯絡好要轉大醫院，我做隨車人員。」

救護車無聲滑駛到門前，大家七手八腳把病人跟點滴、氧氣塞進去後，「碰」一聲關上門，救護車長鳴起尖銳刺耳的「喔咿！喔咿！」，整隊人馬開進已經加大的風雨當中。

那聲響近距離聽，連鼓膜都會痛。我楞楞看著，心想：原來以前待的醫院，太大了，大到窩在急診裡，聽不到外面的救護車聲啊……

這時候羊大哥一拍我的肩：「喂！這樣全院的外科醫師就剩妳囉！」

什麼?!

之前被黑道鬧過，今天又颱風天，短期之內不會有開刀病人上門吧？……是吧！

到了下午，颱風更加逼近，風雨逐漸變強，全部人員都盯著電視新聞看。這時已經沒有便當店願意外送，醫院如同孤島一樣被困住了。

以前在大醫院時，好歹還有地下街跟便利商店，剪髮買衣買鞋買水果，吃喝拉撒都有，只差沒賣棺材了。應該說，這是每個離開大醫院的人，唯一會真心懷念的地方。

如今大家都困在醫院裡，沒飯可吃，病人也不會來。醫護人員風雨無阻，涉水也要到醫院上班，卻沒有病人可看，真是無言。

這時羊大哥接到電話，一臉凝重地說：「剛剛照哥那車的救護車司機回報，整個溪水暴漲，橋墩有好幾處已經被洪水沖到快滅頂了，他們硬著頭皮衝到對岸，但要我們小心。」

他轉身去通報消防局時，大家已經把電視在各大新聞臺來回跳轉，看各地的災情回報：汽車被吹入山溝、房子鐵皮被掀開、樹一排排的連根吹倒……我一面擔心著下班不知該怎麼回家，一面也沒忘記提離職的事情……這……無法靜下心啊！這棟小小的建築能不能挺得住啊？

外頭的風撞擊力道之大，幾乎要掀翻窗戶，雨聲也大到難以聽清彼此的對話，燈光忽明忽滅。

羊大哥突然抬頭：「出事了。」

「出什麼……」正想問時，突然電話鈴聲大作！

消防局回報：「緊急災難回報！橋斷了！有人車受困！所有單位注意！」

瞬間，整個急診室炸開來了！我們的醫院是距離大橋最近的醫院，羊大哥抓著長背板、跳上第二輛救護車，急診阿長立刻打電話，要求病房調動人員支援——要開始備戰了！

我雙臂布滿雞皮疙瘩，耳邊聽到救護車呼嘯而過，不只一輛，從雨聲中辨認出，還陸陸續續好多輛由遠而近……怎麼回事？我們衝出急診大門，撲面的狂風暴雨挾帶著滿滿的落葉飛屑，狂往臉上打——是別家醫院的救護車！竟然整個急救系統已經啟動，所有在橋這一端、能夠調度的救護車，都往出事地點開去了！

救護車門一推開，不斷哀號的病人滿臉血水雨水，隨車的EMT❾用力吼過風雨聲：「洪水決堤！橋墩垮了！橋斷了！一堆車追撞！」

我腦袋一轟！天啊……來不及糾結我的那些煩惱，立刻抓起椅背上的白袍，一振長襬成圓弧穿起。

「有沒有人落河？」我嚴肅的問。

EMT搖頭說不知，回頭又跳上救護車出發了。

急診門外開始吵雜，所有人員開始接應接踵而至的救護車：頭部外傷、緊急煞車連環擦撞、手骨折……這些都還可以急診做初步處理，但我最擔心的是，照哥出發後橋就斷了，勢必回不來，我也別想回家去……

今晚，我是整間醫院唯一的外科醫師了。

甚至，是這個偏鄉方圓百里之內，唯一的外科醫師。

焦慮、恐懼、壓力跟噁心瞬間全湧上心頭，我要鎮定、鎮定。

能躲就躲、能閃就閃，只要熬過今晚不要有開刀病人，我就沒事了。

偏偏，事與願違。

⁜　⁜

【第一例】

十七歲年輕男生送來，他被卡在斷橋車禍的變形車體內，抬出來時已經幾近休克。急診超音波一掃，已經看到滿腹腔的血水，跟碎成豆花般的肝臟。

陪伴而來的家屬哭到跪地，我也傻了，因為我清楚知道。Liver laceration Grade V，第五度肝臟撕裂傷，不開刀，唯一結果就是死。

但我哪有可能在這個地方、用現在這樣的資源，開這樣複雜的大刀啊！這是我必須在大醫院配置兩個以上的醫師跟兩個助手，搭配熟稔的流動跟刷手護士，還要有精密的切肝超音波刀跟一秒綁一根血管的速度技術，才能勉強吃得下來的大刀！開完都會作惡夢的大刀！

現在我要怎麼處理呢？

轉送不可能，沒別的醫院有空。

轉縣市不可能，橋斷了，除非用飛的！

更別說病人已經快要死在我面前了！

但開這類手術的死亡率依舊非常非常高，病人的生命徵象，我最後跟外科的糾

❾ 緊急醫療技術員，英文全名為 Emergency Medical Technician。

葛，所有一切的糾結，面臨最後決斷的時刻。

「妳現在不開，他永遠沒有機會。」

這句話好耳熟，我抬頭仰望……羊大哥滿身溼淋淋的回來，滿手汙泥跟血——誰的血？

他說：「這病人的車是最後一輛，卡在斷橋端，我握著他的手，把他拖出來的。」是誰？以前是誰也曾經跟我講過這樣的話？

當時我還是打落牙齒和血吞，無畏無懼，心中沒有一絲疑惑的外傷科醫師。

怎麼現在……

振作！我拍拍臉頰，硬著頭皮走去向家屬說明。在推床進刀房前，腦中就像有頻道被打開了一般，以前開過這類手術的記憶跟步驟一筆筆浮現。只有靠我自己了，病人只能靠我了。

但我不是一個人，曾經受訓過、刻劃過腦海裡的，學長、老師們的每個字、每個手勢——

我想起來了。

「妳現在不開的話，病人就完全沒有機會了。」這是我最尊敬的老狐狸醫師，曾經告訴我的。

我想起來了……那些隨著開刀跟血流起伏的心臟，突然開始跳動。我曾經並肩跟那些人一起完成了那麼多偉大的手術；我曾經見過打從心底為病人著想的好醫師，不眠不休的為病人奉獻時間；老狐狸醫師過世前，依舊心繫著我們這些學生；黑傑克離職前，留下滿滿的筆記讓我們當參考資料……

他們的身形如此巨大，留下的步伐就算沒法追上，卻也能夠慢慢依循。因為他們知道，在諄諄教誨中，在每一個新生代醫師完成足夠成就的欣慰中，在又一個任性半途而廢的離去學生無奈的背影中……

這些力量一直都在。

進入刀房，大家亂成一片，上次被黑道攻擊損壞的東西還沒整理完畢，但病人已經臉色慘白到昏厥，肚子鼓起證明了裡頭滿滿是血水，架設完消毒的布單之後，連忙大刀剖下，嘩～～汩汩紅漿漫出，麻醉科鑽到無菌布巾下，想辦法在不打擾外科手術進行的情況下，多打上幾條點滴線，這整個就是得輸血輸到爆啊！

抽吸器被大坨血塊堵住，我已經看不清腹部！只好一把抓過，把前端金屬頭扯掉，直接用整隻大塑膠管像大象鼻子一樣狂吸！

快！快！快！

焦慮的看著直直落的血壓，拿起腹壁勾用力扳起剖開的肚皮，像翻找行李軟袋一般——出血點在哪啊?!

巧克力布丁般的肝臟整個碎成三大半，在血水退去之後，開口像「發糕」那樣開咧咧的。因為病人年輕，凝血功能好，已經開始有血塊凝住，我的雙手整個浸入，深至前臂，把血塊一碗碗捧出來！

整個斷面都在流血！

我拚命用大塊紗布從斷面加壓，一邊注意病人的血壓數據，然後掀起紗布逐區域檢視出血的程度，能縫就縫、能壓就壓！

這些沒辦法回到病人心臟的血，都是他一次次的收縮力；沒辦法回到腦部的血，都是他一滴滴的記憶跟理解！拜託！止住吧！

但血怎麼壓都壓不止，我耳鳴大作，掀起只剩下一絲絲連結在血管上的肝臟碎塊一看……完了！

大斷面幾乎劈斷整個肝臟，力道直通肝臟最後方的大血管，要補救的方法只有在教科書上看過，在大醫院裡遇到這情形，都還要出動心血管外科醫師一起加入團隊急救，修補血管。就算是這樣，失敗率還是非常高，幾乎不可能存活。

而這裡只有我，螳臂擋車……杯水車薪……

我像堵住水壩漏洞的小孩，驚訝又悲傷的發現，水壩後有海嘯撲來。

我暗啞著嗓子，幾乎說不好話：「沒辦法開了……」

「Die on table.（手術中死亡）」的字眼浮出腦海，就算整雙手壓著肝臟，血也止不住了。

心跳聲加劇、麻醉科驚呼、血壓量不到了……病人剛輸進的血都從肝臟斷面流掉……最後開始心律不整……

我跟所有醫護人員面面相覷……

再多急救動作也補不了失血的速度……

逼——

心跳聲停了。

我的淚水奪眶而出，怒摔手套，把牆角的垃圾桶踢翻後奔出手術室！

為什麼？

為什麼！

十七歲生命的無聲嘆息，就這樣從我指縫流失。為什麼要讓我知道如何盡全力，卻又無能為力……

我擦著淚在手術室疾走，轉進更衣室後更怒踹沙發，發抖著想從地球表面消失，腦中千頭萬緒，卻混亂到無法整理……

我受不了了……

當年老師跟學長們，手中遇到病人過世，而且還是衝擊性最大的Die on table時，都很冷靜。

老狐狸醫師說過：「病人就只剩下我們能當最後防線了。」

黑傑克醫師說過：「不開刀也是會死，那何不拚一拚？」

我以前認為那是自找麻煩，直到自己遇到才知道，那根本是「我還不想放棄！我還有方法！等等我！」的反射。

是無法熄滅的初心。

只要另一端死神拉走的速度再慢一點、再等一會，外科醫師就是會說：「等一下，我不放棄！」

那瞬間，腦中沒有恐懼，沒有遲疑，沒有健保核刪的問題，沒有自費營收或是投資回本考量。

就只有，不放棄。

我洗完臉，整理心情，回到刀房。拿了滿滿的線把病人傷口縫好，用的一樣是好的可吸收線材，不是較醜的尼龍線。

羊大哥說：「好了，簡單縫就好了，只要……屍水不會流出來就好。」

我還是繼續慢慢縫。

他此刻還是病人，我要把傷口處理到好。

已經通知家長了，小小的開刀房瞬間就能聽到門外傳來了哭聲。

我們盡力了。

送出刀房時，家屬圍上來，向我跟護理師鞠躬。

瞬間，我又鼻酸了。

從不在病人面前落淚，也不喜歡跟家屬裝熟，但此刻，我實在忍不住。

家屬不停道著謝：「辛苦了，本來在橋上就已經快沒了……醫生跟護士你們盡力了，我們知道……」

我只能點頭回禮，眼淚撲簌簌的落入口罩縫中。

雖然身心疲倦到像火車壓輾過，但當晚仍要繼續值班……斷斷續續處理了湧進急診的病人，大家看著頭頂的電視不停播報災情，滿是不安跟錯愕。

‡　‡

【第二例】

我今天回不去了，忙完一天後，也已經完全想不起來今天出門前有什麼打算跟計畫，累到在值班的凌晨時分手機響起，也根本無法清醒對談……

直到第三通電話響起，我才聽懂：「什麼？又有刀要開？」

這是一個二十歲女大學生，闌尾炎第三天。從電腦斷層看起來，闌尾夾著糞石已經很腫了。

問題是……女病人強烈要求：不想留太明顯的疤痕。

腹腔鏡的開法的確可以縮小疤痕。標準手術是三個洞，但若搭配足夠的設備，可以縮少到兩個洞、甚至一個洞。尤其當使用一個洞經由肚臍進出時，癒合後根本看不出來有傷口。

可是一樣的老問題，這邊刀房的設備不夠。

我盡力解釋了，腹腔鏡跟傳統剖腹傷口的情況要看手術當中決定。

女病人淚眼汪汪說：「我要當模特兒，已經有經紀公司簽約了，如果留疤痕就是毀了我的夢想。」

她的父母說好說歹，現在外面惡劣的情況無法再轉院了，闌尾炎再發炎下去會加重成腹膜炎，到時更危險，她才勉強點頭答應。

麻醉昏迷前，她握住我的手：「醫生，拜託，這是我一世的請求。」

我無言地拍拍她。

我也很希望能讓妳如願啊……

麻醉後，腹腔鏡的前段流程還算順利進行。單孔腹腔鏡這邊沒有設備，那我克服一下，用雙孔，除了肚臍的洞，另一個藏在比基尼線之下，以後比較不容易被看出來。

雖然累了一天，在設計手術路徑時，感覺到腦袋像糨糊一樣，但看到化膿腫大的闌尾後，專注力又凝聚起來。

不要捅破大腸……小心避開血管……這些聲音又隨著步驟浮現。直到把闌尾好不容易從球狀分離成細小條狀，就只剩一個步驟了。

我反射性的跟刷手護士要了材料：「Endoloop。」才剛說完，就想掩面……

Endoloop為腹腔鏡專用套紮線，可以像牛仔套牛一樣，把闌尾根部「套起」後方便截斷。但這裡……沒有……（好想吐血……）

沒有那個唯一關鍵的材料，只能用夾子分段夾，但腫脹的闌尾夾不緊，萬一破了，就會有糞便漏出。

天人交戰啊……只能把所有設備撤掉、改成傳統剖腹、劃開大傷口了嗎？病人醒來一定會哭死啊……我治了她的病，卻傷了她的心……

只能怪她什麼地方不好生病，偏要在這地方、還是個颱風天生病呢？什麼「一世的請求」，哪一個把自己交到外科醫師手上的病人不是呢？切闌尾的切腸子的切乳癌的……更別說早上切肝的……

但，我再也受不了這邊無法、無力、無能的各種「將就」與「放棄」了！我好想尖叫、扯頭髮、滿地打滾哭鬧，可是我不能，開刀房團隊是我帶領的，我必須堅強。

但看來這次是無法了……

「好吧，那我們改……」

我話還沒說完，突然聽到一個天使般的聲音。

「雖然我們沒有Endoloop，可是我們有那一支『仙女棒』。」

我驚訝的抬頭一看，羊大哥拿出Endoloop的外柄。

Endoloop是一次性使用的線材，搭配使用的還有一根白色細長、約二十五公分的硬長管，當年在大醫院時，老狐狸醫師把這支原廠的Endoloop器械暱稱為「仙女棒」。內有釣魚結的繩結，前端綁住闌尾後，在最外頭用力一拉即可綁緊，之後線材就丟棄，但硬長管可重複消毒使用。

太棒了！只要有這支柄就夠了啊！

「就是要這個！你們怎麼會有？」我欣喜若狂。

羊大哥說：「之前老狐狸醫師在的時候，他留下來的。」

我手一震。什麼！

原來老狐狸醫師當年被逼走後，先來到了這間小醫院，之前都沒人告訴我，所以一點也不知道。

難怪！難怪！難怪！

難怪這裡人員都聽得懂我講的專有名詞，器械暱稱也相同！

我一直覺得奇怪，這裡的工作人員契合度為何特別熟稔，一切的一切都是這個原因啊！

羊大哥娓娓道來：「那時候老狐狸醫師也是一直嘮叨，說現在手術都進步到腹腔鏡時代了，怎麼可以缺這麼重要的東西。當時醫院進了這唯一一批貨，老狐狸一直交代我們把這寶貝藏好。」

我拿著仙女棒，邊聽、邊用手工的方法把釣魚結打好。

羊大哥笑說：「對對對，就是這樣，他有教過我們釣魚結要這樣打，學會這招之後……」

我苦笑接著說：「學會這招之後，到非洲都可以開腹腔鏡。」

當年在大醫院，為了這個Endoloop也是吵翻天。

這種線材特別貴，需要病患自費。但若使用，可以達到縮短開刀時間、輔助腹腔鏡手術順利的目的。但只有醫師能夠體會其珍貴的價值，病患感受不到，常常在開刀前為了解釋這筆費用，得費盡唇舌，如果說服失敗時，甚至覺得自己像是直銷的業務員，而且還是不入流的那種。久而久之，大家也懶得多做解釋，這材料自然就越來越少使用。

指導我開刀的老狐狸醫師開得一手好刀，更有一手改善手術方式的變通技巧。他教過我無數次，用手工方式就可以在仙女棒內打好釣魚結，完全不用一毛錢，就是一支自製的 Endoloop。

老狐狸得意的說：「學會這招之後，到非洲都可以開腹腔鏡。」

他還有上百招怪招：把腹壁勾綁在自己腰上，邊開刀邊扭腰就能自己開一臺剖腹闌尾切除；或把乳房傷口周圍夾上滿滿十來隻橡皮筋，然後用剖腹專用的大圓盤撐開，就能自己開一臺全乳房切除。

沒有人力、沒有資源、沒有材料，但有熱誠，關關難過關關過，這就是老狐狸醫師一直以來教我們的。

只是……老狐狸醫師怎麼會……？

「怎麼會知道要留這支給妳？他應該也不知道吧！一年多前他來這邊，跟我們說他綽號叫『老狐狸』，帶我們開了好多好多刀，邊開邊教，還會偷吃我們的便當。」羊大哥緬懷的說。

我笑笑，的確是他的 style。

「這支柄在他來之前，我們也沒看過，更不會用。照哥在這邊開刀開那麼久，我們都是用傳統的方式在開啊。」

每個醫師有自己專門的手術方式，只要能治療成功，都是好方式。只要願意進步、持續學習新手術，都常常會感到自身的不足，也難怪醫師是會持續進修的工作。

羊大哥繼續說：「老狐狸醫師說，這支仙女棒要幫他留著，萬一有他教過的學生來，一看就知道怎麼用了。雖然知道後來他好像生病了，回到你們那邊後，他還好嗎？」

我告訴他，癌末腦部轉移的老狐狸醫師，曾經跪在病床上，拜託我們不要再去探病了；還有在他過世後，我們去為他上香的那個、難以忘懷的小小靈堂……說完老狐狸醫師後半段的故事，眾人莫不聞之嘆息。

但此刻的我緊握仙女棒，內心卻激動不已。

手術順利如病人所希望的以腹腔鏡完成，看著小小的傷口，我感到十分欣慰。

我以為我講過老狐狸醫師的故事，一切就都結束了。但永遠心繫後進的老師，您的故事還沒有說完。曾經的無私奉獻，真誠教學的痕跡，都不會消失。

傳承，我接下來了。

彷彿在荒漠中留下了些許麵包屑，在被現實的禿鷹啄食殆盡之前，留下了一絲蹤跡，偶然引領了迷途的我。

我一直將自己侷限在周圍的設備不足、人力不足、團隊有極限……但其實是我自己的「心」不足。

沒有「心」，什麼都是藉口。勇氣殆盡、承擔歸零，我變得不再是我。

只有找回「心」，找回初衷。

「外科」是什麼？

或者，「醫者」所救的是什麼？

每一臺刀，無論大小，都是我與內心的對決。撇去外在的紛擾，如同站上本壘板，投手投出那顆球後，我就是唯一的打者。我總希望還有老師或其他人，可以代替我扮演英雄，但我終究得站上自己的戰場。

逃不掉的、畏懼不完的，不只是「開一臺刀」，這是人生啊！

手中緊握著的，不只是一根塑膠棒。

混沌黑暗中，從天際垂下的蜘蛛絲，我從萬丈泥濘的地獄中伸出手緊握，然後仰頭，看到了光。

我決定了。

〈 虐戀

有一種感情，靠越近就越受傷害，要離開又捨不得。

我決定要結束我的虐戀了。

但不是離開，而是繼續向前走。

外科，我回來了。

緹娜和阿鬼結束社區醫學受訓後，他倆就回到大醫院裡開始下一階段受訓。今天是因為之前PGY結束的程序沒辦完，特地抽空跑回來，順便找我聊天。

年輕醫師一開始受訓時，每個人會收到一本或一大張集點卡，裡頭記錄著：「尿管插十次Check」、「鼻胃管放五次Check」、「門診跟三次Check」等項目。

本文建議搭配音樂
恩雅〈回家路上〉
Enya〈On My Way Home〉

(ˊㅍˏ□ˎㅍ)

是的，就是乖寶寶章。這種永遠不嫌膩的把戲，到了剛畢業、進入臨床的年輕醫師身上，依舊是重要的「評分依據」。只不過，跟診或擠在醫師屁股後頭賣命已經不是最終目的，蓋章才是重點，得千方百計哄老師開心，只要主治醫師拿出印章一蓋——目的達成了，大家馬上一哄而散。

這次學弟他們來，就是因為PGY受訓護照中還有印章漏掉沒蓋到。

我們在急診一邊聊天，我邊收拾著手邊的東西，整理病人名單。

這時進來一個高中男生，手上抱著寵物箱，一臉焦慮：「請問……你們有在看刺蝟嗎？」

眾人一起：「蛤？」

一抱出來，真的是一隻刺蝟！大家驚呼著上前想摸，結果刺蝟明顯緊戒生氣起來，「呼！呼！」叫著，全身刺直立。

小主人摸摸牠的下巴安撫著：「愛玉，乖唷～」

果真是愛玉XD，生氣起來從背後看，是一顆毛毛的咖啡橢圓形，活像愛玉果實。

原來愛玉似乎骨折了，小小的腳不知道怎麼一拐一拐的，摸都不給摸一下，偏偏

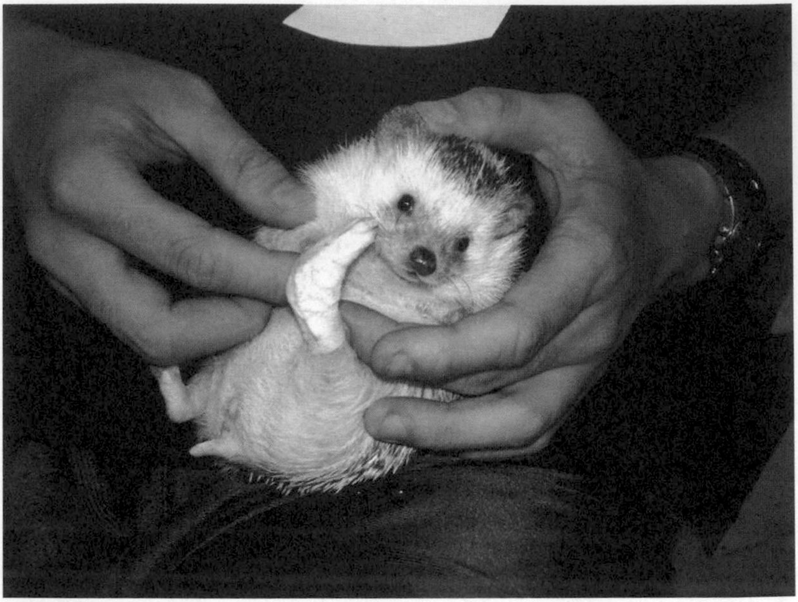

打上石膏的小愛玉。

方圓百里之內沒有獸醫，小主人非常著急。

我歪頭想了一下，我看過養豬的、有馬的、鱷魚、海洋動物的齒痕……反倒是寵物類的狗啊貓的很少見，更別說刺蝟了。小主人拜託我們幫忙，大家一陣交頭接耳，上網滑手機查資料，很是熱鬧。

我在一旁微笑看著熱心又真誠的這一群人，我會用力記住的。

這時專科護理師小銘舉手說他有養過刺蝟，上前一看，說：「簡單啦！打石膏就好。」

旁邊阿長拿病例夾敲他頭：「你什麼都嘛說簡單，這麼小一隻，要怎麼打石膏？」

小銘在換藥車上東翻西找，拿出手指骨折固定用的鋁板，原來還有這招啊。

鋁板很細，重量又輕，可以隨意剪裁，於是我們與愛玉保持安全距離，「隔空」量好需要的長度後，麻煩的來了……要怎麼固定上去啊？

主人提醒：「最好不要被牠的刺刺到喲！會很癢很痛！怕會感染……」

哇……那怎麼辦？

於是，史上最好笑的急診畫面出現了，只見我跟緹娜兩個醫師、一個專師小銘，加一個護理長，全部戴上三層手套，如臨大敵的包圍住愛玉。

緊接著，我一聲令下：「好！」立刻一同向前、壓制、翻肚、抬腿、蓋上鋁板、紙膠纏繞啊繞啊繞！

愛玉仍在「呼！呼！呼！呼！」的叫，刺豎！豎！豎！豎！

阿銘哀號著：「快啦！快啦！」手套已經被刺破了！

我則是邊繞紙膠時，又生怕細細的小腳腳被我折斷！

等大家滿身大汗結束後，不知什麼時候出現的圍觀民眾響起了如雷掌聲！

(´ᇂノ□ヽᇂ)

送走開心的小主人前，我們還幫愛玉照了張「術後」照。

阿鬼探頭問：「這要怎麼計價啊？」

「不用啦！」我大笑。「就順手服務一下鄉民吧，不過真沒想到會有人養這種奇奇怪怪的動物呢……」

緹娜轉頭問阿鬼：「之前颱風天時，你不是說你養的蜥蜴沒食物吃，後來咧？」

我挑起眉：「蜥蜴？你也在養這種珍禽異獸啊？」

只見阿鬼一臉哀怨：「學姐……颱風天那次我超～可憐的！」

‡ ‡

颱風天，我在斷橋這邊經歷著天崩地裂，他們則被困在大醫院裡上演水漫金山寺。由於大醫院當年蓋的地點就是填湖造陸，所以逢雨必淹。

緹娜回顧當時說：「齁！淹到方圓百里沒有車子能進出，機車、汽車都被水淹到會熄火，水深到小腿肚，只剩橡皮艇能夠到了吧。」

這時候一旁的小銘問：「那要上班的怎麼辦？」

我跟學弟妹們一同轉頭同吼：「游泳也要到啊！」

沒有勞基法保護的醫護人員，早年完全沒有「颱風假」的概念，冒著生命危險進出醫院，就只為了「可能還會有想冒風雨前來看病的民眾」，這種院方豢養出來、不重視自身安全責任、視他人性命為無物的少數民眾，只會更加予取予求。

所謂游泳也要到，絕不是笑談。車子泡水拋錨了？那就涉水。到最後，大家都寧

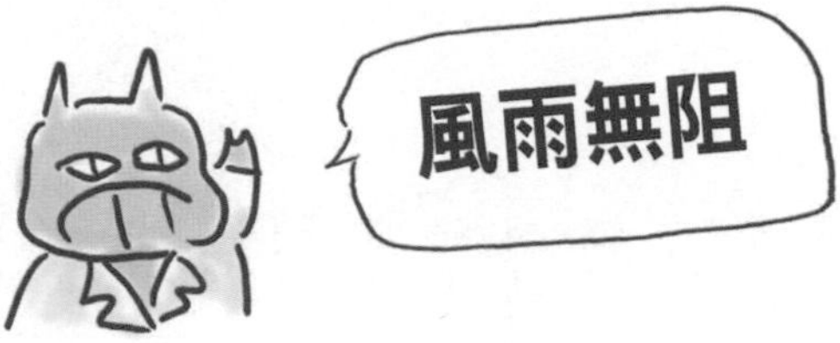

颱風期間

報告導播，完全沒人連百貨公司、快遞都放假要怎麼採訪受害者？

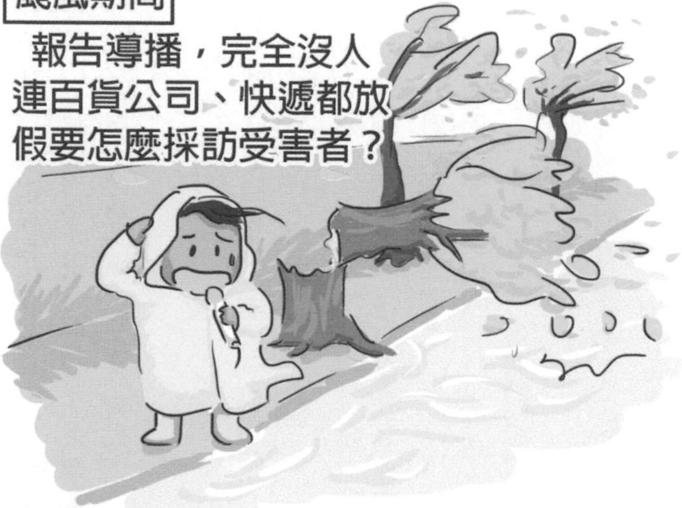

(耳機)導播：

你傻啊！這時候完全不放假、死活都要去醫院的就是醫護人員啊！還可拍到划船跟游泳畫面呢！

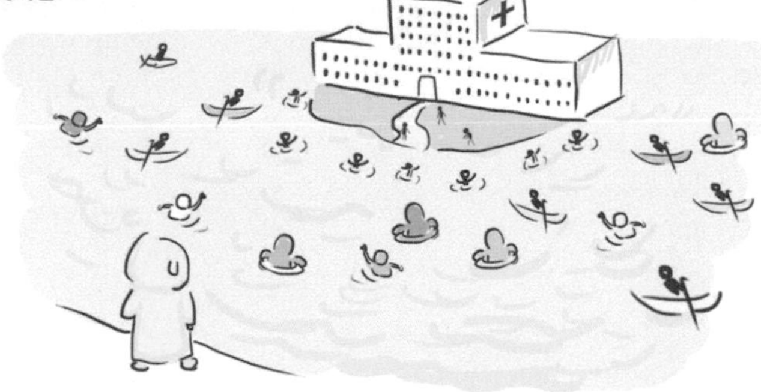

可住在醫院附設的宿舍裡，還有地下道通往院區，整天跟地鼠一樣不出建築外，吃喝拉撒都在地下商場完成。

颱風最大的那時候，阿鬼跟緹娜所在的醫院窗邊已經開始有一點漏水，滿地鋪著綠色床單，他們在大腸外科的刀房，進行略為噁心的手術。

緹娜說：「急診的時候如果遇到腸子破掉的病人，一刀劃下去一聞，就知道是大腸科的刀了。」

因為靠的是聞「屎味」。

阿鬼說：「在截斷大腸癌腫瘤後，要放一根棒狀的『槍』，把新的大腸重新接起來，病人腿要開開，我們要在底下用力，感覺很怪。」

因為捅的是「屁眼」。

總之，大腸外科就是一個合理化所有日常髒字的地方。

也因為這樣，開刀總是充滿歡樂。XD

那天，他們開到一個因為腫瘤造成大腸狹窄的病人。

緹娜跟阿鬼同時告狀：「然後齁！都是那個很髒的學長害的！」

一定是董哥。XD

大腸癌的部位會讓軟嫩薄薄的大腸壁變厚，腸壁顏色也從淡粉紅變成白、中間甚至有點褐色，最重要的是管徑也變窄。因此很多大腸癌沒症狀，是靠著大便粗細改變才發現，就是因為管徑變窄。

切下來的大腸放在一邊，主治醫師常Sir叫阿鬼下去拍照記錄：「記得要把整個大腸剪開來看內徑，裡面要清乾淨唷！」

平日見血會暈、見肉腿軟的阿鬼，硬著頭皮邊剪邊發抖。在家只吃過香腸，沒看過完整的豬大腸。現在居然要在這邊料理……啊不是……處理腸子。

阿鬼好不容易把內徑剪開，將裡頭的黏液跟黃色不明物體（其實就是大便渣）努力清乾淨後，完整的大腸斷面秀出現了。

這時董哥晃進刀房，湊過來一直品頭論足。

「哇……好像竹輪唷！」董哥讚嘆著。

阿鬼瞪大眼睛看著他。

董哥繼續說：「嗯？就7-11關東煮裡面的那個竹輪啊！一捲厚厚的中空……」邊說還邊比劃。

阿鬼顫抖著說：「我知道竹輪是什麼！但學長……為什麼你要在我剪大腸的時候提到竹輪，這樣我以後要怎麼面對竹輪啊？」

整個開刀房頓時爆出大笑！

還在刀臺上的緹娜只想把阿鬼踢出刀房……丟臉斃了！

開刀結束，肚子餓扁的兩人走去唯一在颱風天還開著的7-11。

阿鬼嘀咕著：「我再也不吃什麼竹輪了……#$^*^@#%^」

緹娜好氣又好笑。

「哇……不知道今天還會不會有菜葉可以買？不然我家蜥蜴布魯會餓死。」阿鬼嘀咕著。

緹娜吃驚的問：「你還養蜥蜴唷？」

阿鬼開心的秀出照片：「是啊，很可愛喔！妳看！」

緹娜撇撇嘴：「你的審美觀很詭異耶，你說可愛的都好怪！」

阿鬼眼神游移、小小聲的自言自語：「所以妳也很怪啊……」

緹娜微慍：「說啥屁話！」

「沒事沒事～」阿鬼揮揮手，心中在第一百零五次趁機告白失敗登記榜上，又劃下一道錐心的刻痕。

‡ ‡

走進了7-11一看，媽呀！簡直是蝗蟲過境！全醫院的所有人都進來搬空食物了，架上空蕩蕩的，啥都沒有。整箱泡麵拆完的箱子丟在一旁，麵包餅乾罐頭全空，連營養口糧那種平常根本沒人多看一眼的鬼東西都沒了！

很多人走進來又嘆氣離開，緹娜站在空蕩蕩的熱食區傻眼，茶葉蛋也沒了，不會吧……

阿鬼絕望的問了店員，貨車進不來沒辦法補貨，連店員也出不去，晚上可能要睡在後頭倉庫。

太慘了……

緹娜超想哭的，無意識拿起關東煮湯勺想說喝個湯也好，突然底部一撈——有東西！原來是沉了兩支關東煮在下面！

緹娜招來阿鬼，兩人興奮對分，結果撈起了……

黑輪乙支。

竹輪乙支。

緹娜反射性的把黑輪撈給自己，阿鬼瞬間石化。

才剛說完竹輪……

阿鬼不滿的抱怨：「喂……妳這個要走外科的……」

緹娜裝作聽不懂：「蛤？」

「我不像妳啦！我不行啦！我有強烈的心理障礙！」

「喔，我沒有。」緹娜不為所動。

阿鬼求情：「那妳吃竹輪好不好？我拿黑輪。」

緹娜已經結帳完畢：「不要。」說完立刻大口咬掉黑輪，嚼嚼嚼。

阿鬼哀號：「為什麼？」

緹娜冷靜回答：「我討厭竹輪。」接著一口喝掉大半碗的湯，呼嚕嚕～哈！讚！

阿鬼在一旁天人交戰：吃，不吃，都是問題。

不吃……淹水不知道何時才能退；吃……腦中另外一個「竹輪」的畫面揮之不去啊！

緹娜在一旁看阿鬼在關東煮臺前崩潰，覺得超有成就感der。欺負阿鬼最有趣了，科科。

‡ ‡

我看著眼前的兩人互相吐嘈颱風期間的「慘案」，青春地笑鬧。

又想起作家席慕蓉的那句話：「歡樂總是乍現就凋落，走得最急的都是最好的時光。」

有一種感情，靠越近就越受傷害，但要離開，又捨不得。所以反反覆覆，期待峰迴路轉，期待那人驀然回首。

這種「糾結」用在小說上，就是所謂的「虐戀」。而這一路走來，我內心選擇或放棄外科的心路歷程，就活脫脫是虐戀。愛到卡慘死，又偏偏甩不掉！XD

看著眼前的這對歡喜冤家，我竟也忍不住投射了自身，腦中浮現這兩個字，不禁啞然失笑。

怕血又怕刀的阿鬼學弟又在豪氣率性的緹娜旁邊跟前跟後，草食男跟女漢子的組合，而且明顯的是，緹娜對阿鬼的各種殷勤，一點察覺都沒有。

真。虐戀。

而我，也要結束我的虐戀了。

但不是離開，我要繼續向前走。

辦完醫院的離職手續，我要回到城市中，繼續外科的進修跟鑽研。

不再恐懼。

不再躲避。

外科，我回來了。

我決定，認清，理解，也好好的安定了內心。

我要繼續，當一名外科醫師。

初心

曾經以為「同理心」是一切醫病溝通的最終解。
其實不同角度是永遠不可能完全理解對立的另一邊。
既然如此，就更不該強求虛假的「同理心」。
因為真正重要的，在於那顆「是否有所同感」的「心」。

生命的巨輪輪轉過一切，眾生平等。每一分每一秒，都在流逝。

離職多月之後，我又穿上白袍，開始新醫院的工作。

護理師小雅從護理站打來電話，連珠炮似的報了一個病人的情形：「這個病人是因為乳癌住進來，剛剛說想要請假。」

這次我的工作專長是乳房外科。

只有有限的資訊，有限的判斷，我反射的答應了：「好。」畢竟一次值班會有數十

本文建議搭配音樂
RADWIMPS〈Sparkle〉

通想要請假出院的電話，太常見了。

沒想到十分鐘之後，小雅又打電話來：「小劉醫師，剛才跟妳報的那一床要請假的，是不是可以再評估一下？」

「怎麼了嗎？」

我立刻走去護理站，看到小雅欲言又止的站在走道旁等我。我一邊翻閱病例，邊聽取病人資訊，發現原來完整的情況並不是這麼簡單。

住院病人菲菲姨，長得很像藝人歐陽菲菲，所以得到這個綽號。隨著年紀增長，從菲菲姐變成了菲菲姨。十多年的乳癌治療，復發後又用化療壓抑下來，她也沒了耐性，自行停止追蹤了許多年，直到這次住院，已經是多處器官轉移了。

我邊聽邊感慨：「在所有癌症裡，就屬乳癌是最有機會拖長到十年以上的時間，對病人來講是福，至少在一開始治療時還能帶有期望。但是這麼長時間追蹤跟反覆的那種煎熬，有時候究竟是不是禍呢？」

小雅嘆了口氣：「菲菲姨這次住院，其實已經算安寧緩和照護了，沒辦法……兩邊的肺部都轉移，積了滿滿的水。」

安寧緩和照護，意指不再使用傷害性過大的根除性治療，而著重病人本身的疼痛減緩、症狀治療。

我來到病房，站在床邊看到菲菲姨，一切都明白了。

菲菲姨罩著氧氣罩，即使是端坐，呼吸仍呈現淺快、些微帶喘的費力呼吸著；雙側肋間的豬尾巴引流管，正引流出淡黃色的胸水。

她眼神中有百種情緒一閃而過，最後直盯著我，眼神中只剩下恐懼跟悲戚。

她用力喘了喘，稍微把氣順下來，費力地舉手開口：「醫師，不好意思……我今天……有很……重要的事情……只是要請假一小時……」斷斷續續實在很難聽懂，還是靠小雅跟旁邊的看護幫忙翻譯。

我斷然拒絕：「不行啦，妳都喘成這樣了！剛剛翻妳病例，昨天照的胸部X光顯示肺部積水又增加了……」

菲菲姨眼神黯淡下去，頹然放下手：「對不起……那……算了……」

我用聽診器聽了兩側，滿是囉音、喘鳴聲，顯示肺部積水嚴重加上支氣管都狹窄了。嘆了口氣，走回護理站。

這時小雅到我旁邊，輕聲說：「其實啊，小劉醫師，菲菲姨她急著想要請假，是有很重要的原因，她拜託我不要講，可是……」

「什麼事啊？她這樣的身體別說請假出院，能不能走到一樓我都懷疑。」

小雅頓了一頓：「其實今天早上，是她媽媽的告別式。」

天啊……

小雅細數著菲菲姨跟老母親相依為命的大小故事，我的思緒卻飄得很遠……

‡ ‡

就在我忙於兩地往返、值班門診開刀，幾乎昏天暗地的期間，家母在短短五天之內因急性白血癌過世。那時我還剛生完老二，尚在坐月子的期間，精神及身體上的打擊更是劇烈。

只要空檔一停下來，就會想哭。甚至連抱著襁褓中的女兒，想到不久前她才跟外婆團聚過，就又開始撲簌簌的落淚。

勉強打起精神後，家人們又被繁瑣的喪葬事務給輾壓過。塔位、牌位、儀式、通知、死亡通知單，甚至沒有多餘的時間去緬懷過去。

然後，我要去母親之前就診的門診，申請母親的病歷。

家人想走法律途徑去確認誤診的可能。

從沒有想過自己會有這樣的一天，不安、沮喪、憤怒、顫抖，加上漫長的等待。

等在掛號燈之前，看著上頭數字一個個緩慢前進，我站起，又坐下。

等。

等。

等。

咬牙等待著漫長的叫號過程當中，腦海充斥著之前在家中閉門時，我與家人的各種爭執，指責、摔桌摔門，其實無非是要把各自的內疚都轉為攻擊對方的投射；還有那些最後衝動而出的失言，來不及講出口的懊悔。

一句句沒說出口的，都是錯失。

一滴滴落下的淚，都是自責。

更別說我自己本身是癌症專科醫師，這樣的打擊幾乎毀掉我所有的專業自信。

在母親告別式上，我痛哭到必須要旁人攙扶，魂不守舍的跟弟弟捧著這個罐那個牌，這裡跪那裡叩，現在回憶起，過程都痛苦得像恍若隔世，卻又歷歷在目……如果連當時健康的我都那麼折磨了，菲菲姨要怎麼用現在這副身體去參加呢？

‡ ‡

小雅嘆了口氣：「菲菲姨真的很辛苦，這一路住院以來，都只有她媽媽在照顧，現在媽媽也是乳癌過世，她還邊哭邊感慨……至少這個家族遺傳詛咒就斷在她這個無後的女人，到此為止就好……」

我難過得說不出話來。

乳癌確實有部分族群有家族遺傳性，年輕女性往往在青壯年時就發病……

小雅又說：「她叫我不要跟別人說，但是這麼重要的事情……她又是唯一的子女……」

我嘆氣：「好，告別式時間幾點？我們來想想看怎麼辦。」

我懂那種感受。就這麼一個簡單的心願，只是想要看那最後一眼。

每天每夜共同生活的喜怒哀樂，每天每夜睜眼所見的熟悉共有事物，卻一下子沒了，只剩下空著的臥房，空著的轉角。

午後時分的陽光依舊會從那塊一起選購的窗簾灑入房間，看著飄搖的布簾，彷彿下一瞬間就會有那怎麼就不見了的人出來，邊招呼邊嘮叨，然後笑著：「晚餐吃妳愛的咖哩唷！」

然後你會懊悔、會思念，會氣自己怎麼當時不多說一點？會怨嘆當時怎麼不多花一點時間，遺憾自己怎麼沒見上最後一面，說上最後一句話。明明只是一個簡單的動作，現在卻奢侈到無法負擔得起了……

所以，我必須幫忙，只為了不要再有這樣的遺憾，我太懂那種遺憾了……

看著菲菲姐的病房，我開始思考，還能幫她什麼？

喘，起因之一是肺部被轉移的癌細胞占據，這個無解；肺部積水，這倒能夠想想辦法。只要掌握簡單的幾個原則：「開流」，盡量把肺部的水分排出；「節源」，減少水分的進入。

我把病人兩側胸部引流管的流出量稍稍增加一點，又打了一劑利尿劑，然後把點滴停掉。本來喘氣喘到冒冷汗的菲菲姨，開始能夠平緩的深呼吸，我仍專注看著血氧機的指數，還有最重要的，病人的血壓。

因為我剛剛做的這些動作，其實都形同是在放血。

肺部的水是血管外的組織液體，在施打利尿劑這些藥物時，會先對血管內的液體產生作用，再來才是血管外液體。而血管內液體一旦量變少，就如同放血，會發生低血壓，再嚴重點就會「休克」。

為了比較不喘，要在天平的兩端權衡休克的可能。

著實是把兩面刃。

漸漸的，菲菲姨眼神恢復了清明，她用力站起身，看了眼時鐘，快到告別式時間了。

我交代著：「一小時。」

菲菲姨點點頭。

我又忍不住叮嚀：「情緒不要太激動。」

菲菲姨再次用力點頭。

看護備好滿滿的氧氣筒，攙扶著菲菲姨離開了。

菲菲姨拖著那副殘圮將敗的肉體，此刻她有更重要的心願得了。人之將盡，所有，都僅存一心。

一小時多後，小雅回報，菲菲姨平安回到病房了。

肉身暫且平安。

菲菲姨回來後，長嘆一聲，癱在床上，接上氧氣罩，就再也沒有清醒過。

再過一週，菲菲姨的病床，也空了。

辦完她的死亡診斷跟離院手續，眾人沉默。她的魂與心，或許是永遠的留在她想待的地方了。

辦完一切手續，我離開了護理站，打電話給小雅交待事情。

小雅傳來濃濃的鼻音：「喂……小劉醫師……妳說……」。
我詫異的問：「妳怎麼了？剛剛不是還好好跟我一起辦出院嗎？」
小雅忍不住哽咽：「不是啦……我只是……很難過……」
我連忙回護理站在角落找到小雅，她紅著眼睛，原來是因為剛才送走了菲菲姨，正在難過。
我一時哽著，不知該說什麼。
小雅擦乾眼淚苦笑：「很好笑對不對，哎喲我也知道我這樣很那個……可是、可是我看著一個人就這樣走掉……還是會很難過……」
我想起小雅前陣子照顧了好幾床在加護病房內的病人也接連過世，要說習慣也不是，但至少這情形「絕非少見」。沒想到她竟然還有如此大的心靈悸動。
小雅自顧自的說：「我也是陪著每個病人這樣走一遭，他們很吵、很盧，我恨不得把他們趕出院，可是，如果遇到這種情形，病人死掉，我就會好難過……明明他們的生命我也只是短短的接觸過一下，住院的時候他們有問題我幫他們處理，有心事我聽他們說……甚至，我都不知道病人走掉的時候，我這麼難過到底有什麼用？」
我艱難的回：「這個……我不知道耶……但是可不可以先給我一副口罩？」說完邊翻找口袋……糟了，沒有……只有衛生紙……
她繼續講：「我這樣一個人偷偷難過，能幫上他們什麼呢？」
我還在找口罩：「我要一個口罩。」

小雅還在一股腦地講：「我都會想，萬一將來等到我老了、病了，會有人這樣照顧我或關心我嗎？甚至在我的生命走到終點時，有沒有人為我難過掉淚？」說著說著她又哭了，我拍拍她的肩膀，遞去衛生紙。

此時的我已說不出話，勉強壓下心中極大的震撼，用力對她微笑後，先行離開。一轉身，我低頭鑽進一個電梯，當門一關，佇立在無人的電梯裡，四周都是鏡子，我終於放下武裝，眼淚潰提。

醫師穿著白袍淚流滿面實在是很難見人，「要口罩」是因為我已經憋不住淚，就要飆出了，口罩好歹能遮一下啊……

□Д□

我想到了母親過世那期間，錯愕跟驚嚇讓全家人飽受折磨，母親死前最後那幾天住院，她的主治醫師用滿滿的耐心解釋，要讓我們有「悲傷但不得不準備的預期」。

當時我們把生命消逝的敵意，投射成治療過程的不信任，主治仍概括承受下來，依舊提點著我們「為所應為」。我很久很久以後才了解，主治當時是用多大的力量在支持我們。

直到我回到臨床，開始看治乳癌病人，成為病人們的主治醫師，才知道面對因為家人罹癌而深陷傷痛的家屬，還有初次告知癌症診斷卻充滿抗拒的病人時，不同立場，永遠不可能有同樣感受。以前以為「同理心」是一切醫病溝通的最終解。後來才知道，不同角度是永遠不可能完全「同理」立場對立的另一邊人。

既然如此，就更不該強求虛假的「同理心」或「同理表現技巧」，像是縮短雙方距離、肢體合理拍肩接觸、遞上衛生紙等，只要「體認」、「有感覺」到這樣的雙方情緒落差，就足矣。

明白這個道理後，我終於釋懷。

因為真正重要的，在於那顆「是否有所同感」的「心」。

不用冠上「同理心」的大帽子，只要「感同身受」就足夠，甚至，只要一點點的「察覺」就好。

我想對小雅說：「不要覺得丟臉，這種為了失去一名病患而悲傷的心情，是世間上最無價的珍寶，能有這樣的『心』，自然而然妳的所做所為，都會是真情流露的『同感』。」

小雅問的那個問題：「我這樣為病人難過，以後會不會也有人為我難過？」我認為「會的」。在我幾乎放棄外科，現實逼得我要把多年受訓作廢的時候，就是這些力量救了我。我曾經何等迷惘，曾經萬般想放棄，這條外科荊棘之路走起來血淚斑斑，但依舊又回到這裡。

這裡有我想挑戰的。

這裡有我想成就的。

這裡有我所擅長的。

更重要的，這裡有我想幫助的。

這樣的力量，得以傳遞出去的力量，讓我更有力量。

用這樣的力量，終究可以找出那個最最最想知道的答案——

最終，我想問那個問題：「何謂生命？為什如此短促？」

母親驟逝後，看著桌上她留下來的小小病人手環姓名貼，我無語問天……

人生走這麼一遭，就只剩下這樣小小一片？

誰能回答？這麼浩瀚的問題，自古就有人就不斷詢問探討，衍生出宗教、哲學、學理，仍沒有定論，此刻又有誰能告訴我？

那一連串內在撕裂的悲痛，甚至想走法律途徑去確認誤診的可能，內在持續凝聚了黑暗的吞噬力量，像毒蛇吐信一般，想要拉一切可能，共同墮入深淵。不自覺間，我已經變成了野獸，就像每個發生醫療糾紛、失去理性的病人家屬那樣荒唐卻不自知！

‡ ‡

當時去申請病歷的我，其實站在門診外，內心的天使與魔鬼在交戰著！

我清楚知道，媽媽的病本身就非常罕見，而且主治醫師也把專科內的檢查都排仔細了。但另一邊的聲音說：「那為什麼反而是小診所想到要抽血？抽血一看就知道是血癌啊！」理智的聲音回：「那是因為前面大醫院的治療改善有限，後來才想到要改變診

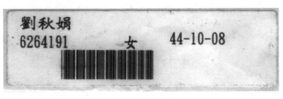

家母留下來的，小小的病人手環姓名貼。

斷方向。」

「難道那個漏掉最終診斷的醫師，一點責任都沒有嗎？」

我自己內心最深處的聲音清清楚楚：「妳自己是醫生，當然知道最終診斷不是那麼好診斷出來的！」

來來回回，我一下握起拳頭忍住想揍人的衝動，一下又幾乎落淚。怎麼辦？等一下見到醫師，我要像所有鬧醫糾的家屬一樣放狠話、翻桌嗎？這樣我們一家人就能獲得平靜了嗎？我媽會活過來嗎？最終我想問的那個問題，就得到答案了嗎？

沒有。

當那位跟我同樣年輕的主治醫師推門進來，戒慎恐懼的翻開所有病歷資料嚴陣以待，那瞬間我突然懂了……

所有答案我都必須要自己去追尋，因為沒有體會過，永遠無法得知。

我含淚將母親最後五天病史的資料告知主治：「醫師您好，家母於上週您看診完之後過世，死因是急性白血症，我附上的資料是希望能讓您及院方做為案例討論，讓更多人知道，下次再遇到這樣的疾病時可能發生的病程。」

沒有拍桌、沒有怒吼，顫抖著講完，我知道，這是家母所樂見的，最大的意義。

同時我也知道了我自身最大的意義。

今天這血淋淋的教訓，能夠被更多人記取，在下一次不幸發生之前，能更早一步預防，多挽救一個生命，多維持住一個家庭，多保護住一個醫護人力，再更擴大到去幫助病人對抗疾病，才是生命的真正意義。

初心。

外科，就是我的初心。

我可以用外科的力量，再去擴大這樣的力量。

我，是名外科醫師。

‡　‡

好不容易止住淚水，踏出電梯後，遇上正要去其他門診追蹤的病人土撥嬤。她在之前的大醫院確診乳癌、開刀後，沒想到化療治療完，竟然在另外一間醫院巧遇。

這麼辛苦的過程都熬過來了，阿姨開朗的跟我閒話家常，最後互相道別。我們轉身往各自的方向前進。

走到一半，我回過頭看向阿姨。

化療期間掉光的頭髮已經長回來，烏黑油亮，髮型像小男生般俏麗，七十好幾的年紀，仍硬朗的大步向前。

這一步步的力量，我何其有幸能夠陪伴其中一小段，然後目送每一個生命獲得嶄新的方向，走出生命。

VIEW 系列42

村裡來了個暴走女外科：偏鄉小醫院的血與骨、笑和淚

作　者—劉宗瑀
主　編—陳信宏
責任編輯—尹蘊雯
責任企畫—曾俊凱
美術設計—FE設計 葉馥儀
內頁排版—極翔企業有限公司

總 編 輯—李采洪
董 事 長—趙政岷
出 版 者—時報文化出版企業股份有限公司
一〇八〇一九臺北市和平西路三段二四〇號三樓
發行專線—（〇二）二三〇六—六八四二
讀者服務專線—〇八〇〇—二三一—七〇五
（〇二）二三〇四—七一〇三
讀者服務傳真—（〇二）二三〇四—六八五八
郵撥—一九三四四七二四時報文化出版公司
信箱—一〇八九九臺北華江橋郵局第九九信箱

時報悅讀網—http://www.readingtimes.com.tw
電子郵件信箱—newlife@readingtimes.com.tw
時報出版愛讀者粉絲團—http://www.facebook.com/readingtimes.2
法律顧問—理律法律事務所　陳長文律師、李念祖律師
印　刷—和楹印刷有限公司
初版一刷—二〇一七年三月十七日
初版八刷—二〇二二年六月十五日
定　價—新台幣三〇〇元
（缺頁或破損的書，請寄回更換）

時報文化出版公司成立於一九七五年，
並於一九九九年股票上櫃公開發行，於二〇〇八年脫離中時集團非屬旺中，
以「尊重智慧與創意的文化事業」為信念。

村裡來了個暴走女外科：偏鄉小醫院的血與骨、笑和淚 /劉宗瑀 著;
-- 初版. – 臺北市 : 時報文化, 2017.3
面；　公分. -- (VIEW; 42)

ISBN 978-957-13-6929-7 (平裝)

1.外科 2.專科醫師 3.通俗作品

416　　106002177

ISBN 978-957-13-6929-7
Printed in Taiwan